高等学校"十四五"医学规划新形态教材配套参考书

（供临床、基础、预防、检验、护理、口腔等专业用）

Zuzhixue yu Peitaixue Shiyan Jiaocheng

组织学与胚胎学实验教程

（第4版）

主　编　石玉秀
副主编　韩　芳　陈海滨　洪　伟　张丽红

编　委（按编写章次排序）

石玉秀	中国医科大学	王世鄂	福建医科大学
马海英	大连医科大学	宋　芳	包头医学院
周劲松	西安交通大学医学部	陈海滨	汕头大学医学院
张　莉	锦州医科大学	刘向前	华中科技大学同济医学院
杨　虹	湖北医药学院	张志威	石河子大学医学院
雷　蕾	哈尔滨医科大学	杨　姝	首都医科大学
沙　鸥	深圳大学医学院	韩　芳	中国医科大学
温　昱	中国医科大学	漆　智	南开大学医学院
黄文峰	三峡大学医学院	张丽红	复旦大学上海医学院
洪　伟	天津医科大学	李晓明	广东药科大学
刘佳梅	吉林大学白求恩医学部	彭　谨	四川大学华西医学中心
李成仁	陆军军医大学	张宏权	北京大学医学部
包图雅	内蒙古医科大学	张庆梅	广西医科大学

秘　书　陈鑫钊　中国医科大学

中国教育出版传媒集团
高等教育出版社·北京

内容提要

本书是高等学校"十四五"医学规划新形态教材、"十二五"普通高等教育本科国家级规划教材《组织学与胚胎学（第4版）》的配套参考书，主要由组织学（细胞、基本组织、器官和系统）和胚胎学组成。本实验教程所要求观察的标本适用性较广泛、类型较齐全，能够很好地满足组织学与胚胎学实习课教学的需求。

本教材供高等医学院校本科生教学使用，也可供成人教育和医学专科教育教学使用。

图书在版编目（CIP）数据

组织学与胚胎学实验教程 / 石玉秀主编 . -- 4 版 . -- 北京：高等教育出版社，2022.11（2024.11 重印）

供临床、基础、预防、检验、护理、口腔等专业用

ISBN 978-7-04-059506-2

Ⅰ. ①组… Ⅱ. ①石… Ⅲ. ①人体组织学 – 实验 – 医学院校 – 教材 ②人体胚胎学 – 实验 – 医学院校 – 教材 Ⅳ. ① R32-33

中国版本图书馆 CIP 数据核字（2022）第 197309 号

| 策划编辑 | 瞿德竑　尹　璐 | 责任编辑 | 尹　璐 | 封面设计 | 张　楠 | 责任印制 | 刘弘远 |

出版发行	高等教育出版社	网　　址	http://www.hep.edu.cn
社　　址	北京市西城区德外大街4号		http://www.hep.com.cn
邮政编码	100120	网上订购	http://www.hepmall.com.cn
印　　刷	北京七色印务有限公司		http://www.hepmall.com
开　　本	787mm×1092mm　1/16		http://www.hepmall.cn
印　　张	6	版　　次	2009 年 7 月第 1 版
字　　数	130 千字		2022 年 11 月第 4 版
购书热线	010-58581118	印　　次	2024 年 11 月第 2 次印刷
咨询电话	400-810-0598	定　　价	18.80 元

本书如有缺页、倒页、脱页等质量问题，请到所购图书销售部门联系调换
版权所有　侵权必究
物 料 号　59506-00

数字课程（基础版）
组织学与胚胎学
（第4版）

主编　石玉秀

登录方法：

1. 电脑访问 http://abook.hep.com.cn/57464，或手机扫描下方二维码、下载并安装 Abook 应用。
2. 注册并登录，进入"我的课程"。
3. 输入封底数字课程账号（20位密码，刮开涂层可见），或通过 Abook 应用扫描封底数字课程账号二维码，完成课程绑定。
4. 点击"进入学习"，开始本数字课程的学习。

课程绑定后一年为数字课程使用有效期。如有使用问题，请点击页面右下角的"自动答疑"按钮。

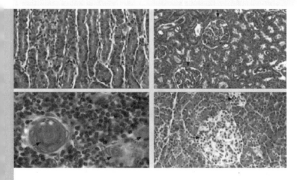

组织学与胚胎学
（第4版）

组织学与胚胎学（第4版）数字课程与纸质教材一体化设计，紧密配合。数字课程涵盖教学视频、知识拓展、教学课件等资源，充分运用多种形式的媒体资源，与纸质教材相互配合，丰富了知识呈现形式。在提升课程教学效果的同时，为学习者提供更多思考与探索的空间。

用户名：　　　密码：　　　验证码：　　　5360　忘记密码？　　登录　　注册

http://abook.hep.com.cn/57464

扫描二维码，下载Abook应用

前　言

　　本实验教程是高等学校"十四五"医学规划新形态教材、"十二五"普通高等教育本科国家级规划教材《组织学与胚胎学（第4版）》的系列配套参考书之一，由全国24所大学和医学院校的26位专家共同编写而成。根据"十四五"期间的人才培养目标和"组织学与胚胎学教学大纲"要求，在已出版的《组织学与胚胎学实验教程》历经十余年使用的基础上，我们不断总结经验，按照第4版主教材内容对本实验教程实习项目和内容进行了全面整理和修改。

　　科学发端于观察，观察是锻炼、培养学生科学思维活动能力的重要方法。本实验教程所观察的切片绝大部分取自人的材料，并且适用性较广泛、类型较齐全，既有要求掌握的主要切片内容，也有要求了解的切片内容，还纳入了可供选择参考的切片标本；有学生自行观察的切片，也有示教片、电镜图像，还有让学生自己动手制作切片并染色的实验项目，并附有胚胎模型的观察方法。

　　为更好地适应"十四五"期间教学改革发展的实际需要，本实验教程精选和更新了实验内容，进一步加强了理论和实际的联系，巩固和丰富学生所学的理论知识，引导学生主动地进行自主学习，有利于培养学生严谨的科学作风、创新思维与创新能力。

　　本实验教程的使用要求是：学生在实习前必须预习相关理论知识内容；教师在教学中仅就实习项目、内容进行必要的说明和提示；必须留给学生充分的实习观察时间，才能达到实习效果，提高教学质量。

　　由于时间有限，若有不当之处，敬请同仁和使用此实验教程的师生给予指正。

石玉秀

2022年7月

目 录

绪论 1
 一、实习目的与要求 1
 二、光学显微镜的构造与使用方法 1
 三、石蜡切片标本的制作方法与 HE 染色 ... 3
 四、观察组织切片标本时应注意的问题 4
 五、电子显微镜技术与电镜图像的观察
   方法 6
 六、绘图的方法与要求 7

组 织 学

细胞 10
 一、细胞 10
 二、细胞的超微结构电镜照片 10

基本组织 11

上 皮 组 织

 一、单层扁平上皮 11
 二、单层立方上皮 12
 三、单层柱状上皮 12
 四、假复层纤毛柱状上皮 12
 五、复层扁平上皮 13
 六、变移上皮 13
 七、腺上皮 13
 八、示教 14
 九、电镜照片 14

结 缔 组 织

固有结缔组织
 一、疏松结缔组织 15
 二、致密结缔组织和脂肪组织 16
 三、示教 16
 四、电镜照片 17

软骨
 一、透明软骨 17
 二、弹性软骨 18
 三、纤维软骨 18

骨和骨发生
 一、骨 18
 二、骨发生 19
 三、电镜照片 20

血液和血细胞发生
 一、血涂片 20
 二、红骨髓 21

三、示教 ·············· 21
四、电镜照片 ············ 22

肌 组 织

一、骨骼肌 ············· 23
二、心肌 ·············· 23
三、平滑肌 ············· 24
四、电镜照片 ············ 24

神 经 组 织

一、神经元 ············· 26
二、神经纤维 ············ 26
三、自制神经纤维分离标本 ····· 27
四、突触 ·············· 28
五、神经胶质细胞 ·········· 28
六、神经末梢 ············ 28
七、示教 ·············· 29
八、电镜照片 ············ 29

器官和系统 30

神 经 系 统

一、大脑 ·············· 30
二、小脑 ·············· 31
三、脊髓 ·············· 32
四、脊神经节 ············ 32
五、交感神经节 ··········· 33

循 环 系 统

一、中动脉与中静脉 ········· 34
二、大动脉 ············· 35
三、小动脉与小静脉 ········· 36
四、毛细血管 ············ 36
五、心脏 ·············· 36
六、电镜照片 ············ 37

免 疫 系 统

一、胸腺 ·············· 38

二、淋巴结 ············· 39
三、脾 ··············· 40
四、扁桃体 ············· 40
五、电镜照片 ············ 41

消 化 系 统

消化管
一、牙 ··············· 42
二、舌 ··············· 42
三、食管 ·············· 43
四、胃 ··············· 43
五、小肠 ·············· 44
六、大肠 ·············· 46
七、消化管内分泌细胞 ······· 46
八、电镜照片 ············ 46

消化腺
一、下颌下腺 ············ 47
二、腮腺 ·············· 48
三、舌下腺 ············· 48
四、胰腺 ·············· 48
五、肝 ··············· 49
六、胆囊 ·············· 50
七、示教 ·············· 50
八、电镜照片 ············ 51

呼 吸 系 统

一、鼻嗅部黏膜 ··········· 52
二、气管 ·············· 52
三、肺 ··············· 53
四、肺血管色素注入 ········· 54
五、肺弹性纤维 ··········· 54
六、电镜照片 ············ 54

泌 尿 系 统

一、肾 ··············· 55
二、肾血管色素注入 ········· 56
三、输尿管 ············· 56

| 四、膀胱 …………………………… 56
| 五、示教 …………………………… 57
| 六、电镜照片 ……………………… 57

内分泌系统

一、甲状腺 …………………………… 58
二、甲状旁腺 ………………………… 58
三、肾上腺 …………………………… 58
四、垂体 ……………………………… 59
五、示教 ……………………………… 60
六、电镜照片 ………………………… 60

皮　肤

一、指皮 ……………………………… 61
二、头皮 ……………………………… 62
三、体皮 ……………………………… 63
四、电镜照片 ………………………… 63

感 觉 器 官

一、眼球前半部 ……………………… 64
二、眼球后半部 ……………………… 65

三、眼睑 ……………………………… 66
四、内耳 ……………………………… 66
五、示教 ……………………………… 67
六、电镜照片 ………………………… 67

男性生殖系统

一、睾丸与附睾 ……………………… 68
二、精子 ……………………………… 69
三、输精管 …………………………… 69
四、前列腺 …………………………… 69
五、电镜照片 ………………………… 70

女性生殖系统

一、卵巢 ……………………………… 71
二、输卵管 …………………………… 72
三、子宫 ……………………………… 72
四、子宫颈和阴道 …………………… 73
五、乳腺 ……………………………… 73
六、示教 ……………………………… 74
七、电镜照片 ………………………… 74

胚　胎　学

一、受精至胚泡形成（第1周）……… 76
二、二胚层期（第2周）……………… 76
三、三胚层期（第3周）……………… 76
四、体节期（第4周）………………… 77
五、器官发生期（第5至8周）……… 78
六、胎儿期（第9周至出生）………… 79
七、胎膜与胎盘 ……………………… 79
八、器官发生胚胎模型的观察要点及相关
　　畸形发生原因的思考 …………… 80

绪 论

一、实习目的与要求

组织学是借助显微镜研究机体微细结构及其相关功能的科学，胚胎学是研究个体发生和发展规律的科学。实习课的主要目的是通过观察光镜标本、电镜图像、胚胎模型、幻灯片、录像等达到理论联系实际的目的，加深学生对理论知识的理解和记忆，并使学生们能够独立观察切片标本，熟练使用光学显微镜、熟悉电子显微镜、了解组织学与胚胎学的常用技术和研究方法，以及通过一些基本的、必要的组织学研究技术实际操作，进行基本技能和综合性实验的训练，培养分析问题、解决问题的能力。

二、光学显微镜的构造与使用方法

（一）光学显微镜的构造

光学显微镜由机械部分和光学部分组成（图绪-1）。

1. 机械部分

（1）底盘：也称镜座。

（2）镜架：也称镜臂。

（3）载物台：是放置切片标本的部位。其中央有通光孔，台上有切片夹及标本移动旋钮，可以沿着前后、左右方向移动标本便于观察。

（4）镜筒：上端装有目镜。

（5）粗螺旋与细螺旋：用于升降载物台以调节焦距。

（6）物镜转换器：用于转换物镜，接于镜筒下端，其上装有3~4个不同放大倍数的物镜。

2. 光学部分

（1）光源：为电光源，在底盘上。

（2）聚光器及孔径光阑：聚光器在光源与载物台之间，其一侧有升降螺旋，可使聚光器上下移动以调节视野亮度。

（3）目镜：常用为8×或10×，内含指针。

1）目镜筒滑板：可调节目镜间距离，以得到合适的瞳孔间距，使双眼的视野重合。

2）瞳孔间距刻尺：标记瞳孔间距。

3）视度调节环：可调节两眼屈光度。

（4）物镜

1）低倍物镜：标有10×的字样，黄色环，常用。

2）高倍物镜：标有40×的字样，绿色环，常用。

3）油浸物镜：标有100×的字样，蓝色环，不常用。

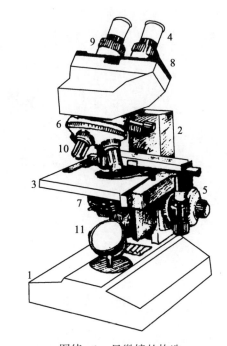

图绪-1 显微镜的构造
1. 底盘 2. 镜架 3. 载物台 4. 目镜 5. 粗、细螺旋
6. 物镜转换器 7. 聚光器及孔径光阑 8. 目镜筒滑板
9. 视度调节环 10. 物镜 11. 光源

（二）光学显微镜的使用方法

1. 取出显微镜　一手握住镜架，一手托住底盘，从柜里轻轻取出，置于实验台上。

2. 使用前准备　揭下防尘罩，放入抽屉内。插上电源，打开开关。

3. 对光　用物镜转换器将10×物镜对准聚光器中心，再用手拉动目镜筒滑板，使双眼视野重合。

4. 放置标本　将要观察的标本从切片盒内取出，先肉眼观察标本组织的外形、大小、颜色及盖片有无破损，然后将盖片朝上把切片平放于载物台上，用切片夹固定好。调整切片位置使标本对准聚光器中心，以便进行观察。

5. 低倍物镜观察　用粗螺旋使低倍物镜镜头与标本相距0.5 cm左右，向下移动载物台，直到视野内图像清晰为止。低倍物镜主要用于观察组织、器官的基本结构的全貌。

6. 高倍物镜观察　首先在低倍物镜下把要观察的部分移至视野中央，然后用物镜转换器转换40×物镜，再用细螺旋调节。

7. 观察后的处理　取下切片，下移载物台，关闭电源开关。整理好导线，罩上防尘罩，手托住底盘，轻轻把显微镜放回柜内或原处。

三、石蜡切片标本的制作方法与 HE 染色

组织学与胚胎学的标本制作方法较多,但较常用的是石蜡切片标本制作法。制作过程如下。

1. **取材** 必须用新鲜的组织材料,要在死亡后最短时间内取材,以免发生死后变化。取下的材料应切成厚度不超过 0.5 cm 的组织块。

2. **固定** 为了防止组织发生自溶等死后变化,保持原来的结构,需要将组织块浸入固定液中进行固定。最常用的固定液为 10% 甲醛溶液,固定时间一般为 3~24 h(固定时间的长短与固定液的种类、组织的种类和组织块大小有关)。

固定的组织要经水洗 12 h,洗去固定液(以免影响染色),再进行下列操作。

3. **脱水** 为了减少组织收缩强度,脱水过程应从低浓度乙醇开始,一般须经 70%、80%、90%、95%、100% 等浓度的乙醇各 6~12 h(又称乙醇上升梯度脱水)。

4. **透明** 经二甲苯使组织块透明,便于石蜡的浸入和包埋。

5. **浸蜡** 透明后的组织块放入融化的石蜡中(56~60℃),经 2~3 h,使石蜡充分浸入组织内部。

6. **包埋** 为了使组织能切成薄片,将融化的石蜡倒入用金属或硬纸制成的包埋框中,再将浸蜡后的组织块放入包埋框内,将石蜡冷却后变成固体,此即石蜡包埋法。除此之外尚有火棉胶包埋法、冻结法等。

7. **切片和贴片** 蜡块经过一定的修理,固定在小木块上,然后安装在切片机上切片,普通标本切 5~10 μm 厚。用蛋白甘油把切片贴在洁净的载玻片上。

8. **染色** 最常用的染色方法是用苏木精(hematoxylin)和伊红(eosin)染色,简称 **HE 染色**。染色过程如下。

(1)脱蜡:二甲苯浸泡 10 min,以除去石蜡。

(2)去二甲苯:各浓度乙醇浸泡,10% → 95% → 90% → 80% → 70% 各 3~5 min,以除去二甲苯。

(3)水洗:蒸馏水洗 5 min,洗去乙醇。

(4)染细胞核:苏木精液染色 5~10 min,细胞核(嗜碱性)被染成紫蓝色。

(5)分化变色:0.5% 盐酸乙醇分化数秒,至变桃红色为止。

(6)水洗:流水冲洗约 30 min,至变天蓝色为止。

(7)染细胞质:伊红液染色 1 min,细胞质(嗜酸性)被染成粉红色。

(8)水洗:数秒,以洗去浮色。

(9)用乙醇上升梯度脱水,70% → 80% → 90% → 95% → 100% 各 5 min 左右。

(10)二甲苯浸泡 10 min,使标本透明。

9. 封片　将透明的标本滴上树胶，加盖片封固，即可在显微镜下观察。

四、观察组织切片标本时应注意的问题

1. 由于切片标本极薄，所以观察者在镜下视野中看到的只是一个细胞、组织或器官局部的二维平面结构，并没有反映出该细胞、组织、器官三维的立体结构。因此，观察者必须运用空间思维，结合实习切片内容，正确地理解在切片上所看到的各种形态结构的部位、断面、大小比例及相互配列关系，综合起来，使看到的平面结构回归到细胞、组织、器官原本存在的立体结构，在头脑中建立起一个完整的立体结构形象。

此外，由于切片部位和方向的不同，同一组织、同一细胞、同一器官可呈现不同的切面图像（如横切面、纵切面、斜切面），这点要尤为注意。为帮助观察者学习，下面举几个例子，通过不同的部位和不同的方向做各种切面，来看其不同的形态结构，以助于观察者对各种断面的理解。

图绪 –2 为一管形器官，通过不同方向和部位的断面所得到的各种形态。

图绪 –3 为一弯曲管状结构在不同高度进行切片所得到的各种形态。

图绪 –4 为囊状器官通过不同方向的断面所得到的各种形态。

图绪 –5 为一束神经通过不同方向的断面所得到的各种形态。

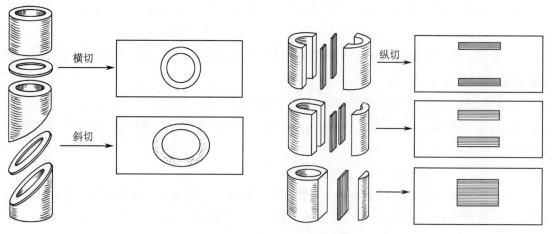

图绪 –2　管形器官的各种断面

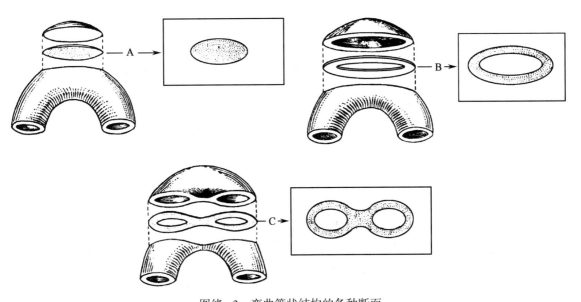

图绪 –3　弯曲管状结构的各种断面
A. 表示刚刚切到管壁的一部分　B. 表示通过弯曲的管腔部分的断面
C. 表示通过弯曲管腔的稍下方断面，可得到两个管腔的横断面

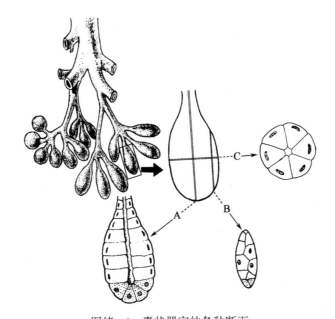

图绪 –4　囊状器官的各种断面
A. 表示通过囊状器官的纵断面（中央）　B. 表示通过囊状器官的纵断面（侧面）
C. 表示通过囊状器官的横断面（中央）

2. 在标本制备过程中，常难以避免地产生一些对组织的损伤（即人工假象），这也是观察者应注意的。如上皮细胞部分脱落、组织间出现裂隙、小管腔（如毛细血管）萎陷消失等。

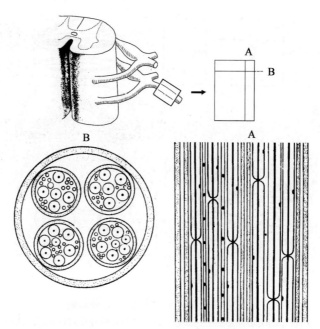

图绪-5　一束神经的各种断面
A.表示神经的纵断面　B.表示神经的横断面

五、电子显微镜技术与电镜图像的观察方法

常用的电子显微镜（简称电镜）有透射电镜和扫描电镜。

1. 透射电镜样品制备（即超薄切片标本的制作）　因为电子散射或被物体吸收，故穿透力低，所以必须用超薄切片（厚 $0.05\sim0.1\ \mu m$），才能在透射电镜下观察。超薄切片标本的制作要经过固定、脱水、包埋、超薄切片及电子染色等过程。

在机体死亡后极短时间内取 $1\ mm^3$ 以下的组织块放入固定液中固定，常用戊二醛和锇酸的缓冲液进行双重固定。固定后用梯度乙醇或丙酮脱水，脱水后用环氧树脂包埋。然后将包埋的组织块在特制的超薄切片机上用玻璃刀或钻石刀切成超薄切片，并将切片贴在铜网上进行电子染色，常用醋酸铀和柠檬酸进行双重染色，然后即可在电镜下观察组织细胞微细结构和拍照。

2. 扫描电镜技术　用扫描电镜观察的标本不需要做超薄切片，把要观察的组织或器官经固定、脱水和临界点干燥，并在其表面喷碳，镀上薄层金膜，这样就可以在扫描电镜下观察器官、组织、细胞表面的立体构象和拍照。

3. 电镜图像的观察　观察透射电镜图像时应着重观察下列内容。

（1）细胞膜和细胞外形：观察细胞膜结构是否完整清晰，细胞表面是否光滑，有无微绒毛、突起或纤毛等突出结构，有无胞膜内陷形成小泡、小管或内褶等，相邻细胞之间有无连接结构，以及细胞与细胞间质的关系，间质内有无纤维等结构。

（2）细胞质：①膜性结构的细胞器（如内质网、高尔基体、溶酶体、微体等）的形态、数量及分布，膜结构是否完整，细胞器内部基质的电子密度等。②非膜性结构的细胞器（如微丝、中间丝、粗肌丝、微管、中心体等）的数量及分布等。③包含物（如糖原颗粒、脂滴、分泌颗粒等）的数量、分布及结构。④特殊结构，细胞质内是否含有特殊结构（如板层小体等）。

（3）细胞核：细胞核的大小、形态及位置；双层核膜是否完整清晰，核周腔的宽窄；核孔的多少及结构；异染色质及常染色质的数量及分布；核仁的数量、大小及结构。

观察扫描电镜图像时应着重观察表面结构及整体、立体关系。

六、绘图的方法与要求

在组织学与胚胎学的实习过程中，绘图是一项重要的基本训练。在认真观察标本的基础上，通过绘图记录，学习者可加深对所学内容的理解与记忆，并可作为以后学习的参考。绘图有两种方式：一是绘镜下实物图；二是结合镜下所见与理论，绘半模式图。绘图时要注意各部分之间的大小比例及颜色。绘 HE 染色的切片标本实物图，用红色绘细胞间质与细胞质，用蓝色绘细胞核。注意各种成分色调的深浅，同种颜色可深浅运用，笔道均匀，点线描画，力求反映镜下所见结构特点。图中注字应规整，标线应平行整齐。最后在右下角注明标本名称、染色方法、放大倍数及绘图日期，如图绪 -6 所示。

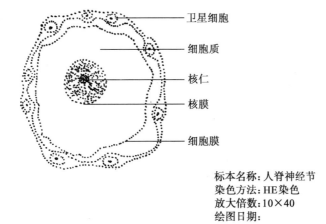

图绪 -6　绘图记录格式

（石玉秀　陈鑫钊）

组织学
Histology

细　　胞

一、细胞

　　片号　　取材　人脊神经节　　染色　HE　　断面　纵断面

　　此标本用来观察经过固定及一般切片染色处理后所显示出的细胞的基本结构。

　　低倍　在标本中可以看到许多散在的染成粉红色的圆形结构，此即神经节细胞，并可看到染成蓝色的核。

　　高倍　在镜下找一个切到核的较完整的细胞进行观察。

　　1. 细胞质　为染成粉红色的小颗粒，在有些细胞的细胞质中可以看到散在的或成堆存在的黄色色素颗粒。细胞膜不明显。

　　2. 细胞核　圆形而明亮，稍偏位存在。染色质较少，呈块状及粒状，被苏木精染成蓝紫色。在染色质颗粒中间，有一较大的圆形核仁染成紫色。核与细胞质交界处有一染色稍深的暗线，即核膜。

　　3. 其他　于细胞的外围，可见一些长椭圆形的核，此为卫星细胞（此处不要求观察）。在神经节细胞与卫星细胞间可见间隙，是制片过程中细胞质收缩所致。

二、细胞的超微结构电镜照片

　　1. 细胞膜　可见细胞膜。

　　2. 细胞质　可见粗面内质网、滑面内质网、高尔基体、溶酶体、微体、中心体、微丝、微管、中间丝、糖原颗粒、脂滴、脂褐素、分泌颗粒等。

　　3. 细胞核　可见核膜、核孔、异染色质、常染色质、核仁。

（王世鄂　肖　冰）

基 本 组 织

上 皮 组 织

一、单层扁平上皮

（一）间皮（大白鼠肠系膜）

片号　　取材　大白鼠肠系膜　　方法与染色　镀银

肉眼　组织染成棕黄色，深浅不一。

低倍　选择标本染成黄色或淡黄色的地方（最薄之处）观察，可见一层多边形细胞。

高倍　可见银盐沉积在细胞间质，显示出波浪状黑线，每一多角形的轮廓即相当于一个单层扁平上皮细胞。细胞边缘呈锯齿状，排列紧密，细胞核呈扁圆形或椭圆形，位于细胞中央。

（二）间皮（人脾）

片号　　取材　人脾　　方法与染色　HE

肉眼　切片一侧的粉红色结构为被膜。

低倍　在被膜表面可见一细线。

高倍　可见细线为一层细胞连接而成。由于细胞质菲薄，故染色较浅。细胞核呈扁椭圆形，单层排列，染成蓝紫色。

二、单层立方上皮

片号　　**取材**　人肾　　**方法与染色**　HE

肉眼　肾表面为纤维膜，被膜下方深色的部分为皮质，皮质下方浅色的部分为髓质。观察髓质部分。

低倍　肾髓质中可见大小不等的圆形管腔，大多管壁由单层立方上皮围成。选管腔大、细胞界限清楚的部位换高倍物镜观察。

高倍　上皮细胞染色较浅，呈立方形，细胞界限清楚。核呈圆形，染成紫蓝色，位于细胞中央。

三、单层柱状上皮

片号　　**取材**　人小肠（纵断面）　　**方法与染色**　HE

肉眼　在标本的一侧有几个大的突起为皱襞，在这些皱襞的表面及皱襞间又有许多小突起即绒毛。

低倍　在肠腔面可见到不同断面的小肠绒毛。找到绒毛的表面，可见一层细胞，细胞顶部的细胞质染色浅，基部有一层细胞核（选择切面规则、上皮细胞排列整齐的绒毛观察）。

高倍　上皮细胞的形态为柱状，细胞界限不清。核呈椭圆形，染色深，呈紫蓝色，位于基部。细胞质染成淡粉色，游离面可见厚度均匀一致、颜色较深的**纹状缘**。在柱状细胞之间还可见一种高脚酒杯形、染色浅的细胞，核呈三角形或扁平形，染色深，位于细胞基部，此细胞为**杯状细胞**。上皮下基膜不明显。

四、假复层纤毛柱状上皮

片号　　**取材**　人气管（横断面）　　**方法与染色**　HE

肉眼　标本为气管的部分横断面，凹面为腔面。

低倍　气管内表面有一层上皮，染色较深，即假复层纤毛柱状上皮。

高倍　可见上皮由4种细胞构成。由于细胞高矮不等，细胞核排列不在同一水平。

1. **柱状细胞**　数量最多，呈柱状，顶端达上皮游离面，可见一排微细而整齐的纤毛。核椭圆形，多位于细胞的顶部，故排列在整个上皮浅层。

2. **梭形细胞**　位于柱状细胞之间，胞体为梭形。核呈椭圆形，位于细胞中央，排列在整个上皮中层。

3. **锥体形细胞**　胞体小，呈锥体形，排列在基膜上。核呈圆形，位于细胞中央，在整个上皮中为最贴近基膜的一层细胞。

4. **杯状细胞** 位于柱状细胞之间，顶端可达游离面，形似高脚酒杯，染色浅。核为三角形或扁平形，染色深，位于细胞基部。

上皮下可见较明显的基膜，呈均质状，染成较明亮的粉色。

五、复层扁平上皮

片号　　取材　人食管　　方法与染色　HE

肉眼 周围是管壁，中央是管腔，管壁的内表面凹凸不平，其上有一层紫蓝色的部分，即为复层扁平上皮。

低倍 上皮细胞层数较多，注意从浅层到深层细胞的形态变化。

高倍 表层细胞为扁平形，染色浅，核呈扁平形，与上皮表面平行。中间数层细胞为多边形，细胞质色浅，核圆形或椭圆形。基底层由一层立方形或矮柱状细胞组成，细胞排列较紧密，核呈椭圆形，染色深。上皮与结缔组织之间的连接高低不平。

六、变移上皮

片号　　取材　人膀胱　　方法与染色　HE

肉眼 此标本为膀胱壁的切片，凹凸不平、染色深的一面为其内表面。

低倍 膀胱壁的内表面上皮细胞层数较多，表层的细胞体积较大。

高倍 浅层细胞为大立方形或矩形，细胞质表面深染，有1~2个细胞核，此为盖细胞。中间数层细胞为多边形，有些呈倒置的梨形。基底层由一层立方形或矮柱状细胞组成，基膜不明显。

七、腺上皮

片号　　取材　人下颌下腺　　方法与染色　HE

低倍 可见许多圆形或椭圆形结构，即腺泡的断面。其中浆液性腺泡染成粉红色，数目很多；黏液性腺泡染色浅，数目很少。

高倍

1. **浆液性腺泡** 由锥体形细胞组成，细胞基底部嗜碱性，染色深。核呈圆形，靠近细胞基底部。细胞质顶部有红色嗜酸性颗粒。腺腔有时不明显。

2. **黏液性腺泡** 也是由锥体形细胞或柱状细胞围成，细胞质清亮，核扁，位于细胞基底部。

3. **混合性腺泡** 由浆液性腺细胞和黏液性腺细胞共同组成。一般在黏液性腺泡末端附近有几个浆液性腺细胞，切片断面上呈半月状，故称半月。

八、示教

纤毛摆动
取材　青蛙上颚　　方法与染色　活体铺片
镜下　上皮表面有一层纤毛向一个方向摆动。

九、电镜照片

1. **小肠上皮细胞**　游离面：微绒毛；侧面：紧密连接、中间连接、桥粒。
2. **气管上皮细胞**（纵、横断面）纤毛、微管、基体。
3. **纤毛**（扫描电镜）
4. **肾近曲小管基部**　质膜内褶、基膜。

（马海英　刘宁宇）

结　缔　组　织

固有结缔组织

一、疏松结缔组织

（一）铺片

片号　　取材　大鼠肠系膜　　方法与染色　铺片，HE、地依红和硫堇

为了显示疏松结缔组织中的巨噬细胞，在活体通过腹腔（或血管）注入台盼蓝染料后再取材制成标本。

低倍　可见纵横交错、排列疏松的纤维，纤维间分布有许多细胞。浅粉色的带状纤维为胶原纤维，棕红色较弯曲的细丝为弹性纤维。细胞多为成纤维细胞，还可见到肥大细胞、巨噬细胞等。

高倍

1. **胶原纤维**　染成粉红色，排列成束，粗细不等，长短不一，折光性较弱。
2. **弹性纤维**　染成棕红色，细丝状，多单根走行，断端常卷曲，折光性较强。
3. **成纤维细胞**　为疏松结缔组织中的主要细胞，数量较多。细胞边缘不清，胞体难以见到，只能见到细胞核。核呈椭圆形，棕红色，染色浅，核仁明显。
4. **巨噬细胞**　胞体形状不规则，细胞边缘不清，细胞质中可见被吞噬的大小不等、分布不均的蓝色颗粒。核小而圆，棕红色，染色深。
5. **肥大细胞**　圆形或卵圆形，常成群排列，细胞质内充满粗大、均等的紫红色异染颗粒。核小而圆，位于中央，着色浅。

此外，有时还隐约可见肠系膜两面间皮的细胞核，该核较大，呈卵圆形，染色浅，核仁清楚。

（二）切片

片号　　取材　人食管黏膜下层　　方法与染色　HE

肉眼　管腔呈星形，腔面可见一层染成深蓝色的上皮。上皮的外侧有一薄层粉色结构，其外方色淡、较厚的一层为所要观察的黏膜下层，最外方为肌层（深红色）。

低倍　找到黏膜下层，可见粉红色的纤维束，其间有散在的细胞。

高倍

1. **胶原纤维**　染成粉红色，成束存在，粗细不等，排列不规则。

2. **成纤维细胞**　细胞边缘不清，细胞质难以见到。核为椭圆形，染色浅，核仁明显。此外，还可见到疏松结缔组织的其他细胞成分，但均不易辨认。

二、致密结缔组织和脂肪组织

（一）指皮

片号　　取材　指皮　　方法与染色　HE

肉眼　表面粉红色及其下方的紫蓝色部分为表皮，表面以下的淡粉色部分为真皮和皮下组织。

低倍　真皮为致密结缔组织，其深部可见疏松结缔组织和脂肪组织。

高倍

1. 真皮部分的致密结缔组织，纤维束粗大，交织成致密的网，呈粉红色，可见其各种断面。细胞成分相对较少，多为成纤维细胞或纤维细胞（只能看清细胞核）。

2. 真皮下方为皮下组织，其中可见大量脂肪细胞堆积在一起成为脂肪组织，形成脂肪小叶，其间隔为疏松结缔组织。

（二）腱

片号　　取材　人腱（纵断面）　　方法与染色　HE

低倍　粉红色宽带状的胶原纤维束密集平行排列，束间腱细胞排列成行。标本一侧有少量骨骼肌附着。

高倍　腱细胞边缘不清，呈长梭形，核呈深染的长杆状。

三、示教

（一）浆细胞

取材　人鼻黏膜　　方法与染色　HE

低倍　镜下找到鼻黏膜固有层。

高倍　细胞椭圆形，细胞质呈紫蓝色。核圆，常偏于一侧，染色质呈车轮状分布。

（二）肥大细胞

取材　疏松结缔组织分离标本　　方法与染色　硫堇

高倍　胞体椭圆形，细胞质中充满大小均匀的紫红色颗粒。核呈圆形或椭圆形，位于细胞中央，未着色。

（三）成纤维细胞

取材　疏松结缔组织分离标本　　方法与染色　铁苏木精

高倍　胞体较大，有突起。细胞质被染成灰蓝色。核较大，呈椭圆形，核内染色质少，核仁清楚。

四、电镜照片

1. **成纤维细胞** 细胞膜、细胞核、细胞质内粗面内质网、核糖体及高尔基体。
2. **巨噬细胞** 细胞表面有不规则的突起和微绒毛，细胞质内有溶酶体、吞饮小泡（胞饮泡）和吞噬体。
3. **浆细胞** 细胞圆形或卵圆形，核圆形、偏于一侧，染色质呈车轮状分布。细胞质内有大量板层状排列的粗面内质网。此外，尚可见线粒体、高尔基体等。
4. **肥大细胞** 胞体圆形、卵圆形，细胞表面有微绒毛，细胞质内充满大小不等的膜包颗粒。
5. **胶原纤维** 可见明暗相间的周期性横纹。

（杨美霞 宋 芳）

软 骨

一、透明软骨

片号　　取材　人气管（横断面）　　方法与染色　HE

肉眼 气管横断面为圆环形、半环形或近"人"字形，管壁中央染成蓝紫色的部分为透明软骨。

低倍

1. **软骨膜** 软骨表面由致密结缔组织构成，染成粉红色，可分为内、外两层：外层细胞小，纤维多且排列致密；内层纤维少且排列疏松，含骨祖细胞（又称骨原细胞）。

2. **软骨组织**

（1）软骨基质：嗜碱性，染成蓝色（基质的染色与该处硫酸软骨素的含量有关），其中看不到纤维成分，也看不到血管。

（2）软骨细胞：软骨基质内有大小不等的软骨陷窝，陷窝内有软骨细胞。位于软骨边缘的软骨细胞胞体小，呈扁圆形，单独存在，多与软骨表面平行排列；愈近软骨中央则细胞愈大，细胞呈圆形或椭圆形，并成群分布。

高倍

1. **细胞间质** 位于软骨细胞之间，呈均质状，弱嗜碱性，染成淡蓝色。软骨陷窝周围的基质嗜碱性较强，染色较深，称软骨囊。软骨内无血管，基质内的胶原原纤维不易分辨。

2. **细胞** 软骨细胞胞体大小不等，细胞中央有深染的细胞核，细胞质弱嗜碱性。软骨细胞位于软骨陷窝内，因制片过程中细胞收缩，故呈多角形，细胞与软骨囊之间有裂隙，显示为陷窝的一部分。在软骨中央部分，软骨细胞多2~8个成群存在，它们都是由一个软骨细胞分裂而来，故称**同源细胞群**。

二、弹性软骨

片号　　取材　人耳郭（横断面）　　方法与染色　地依红
肉眼　标本中央棕红色的部分为弹性软骨，周边蓝紫色的部分为皮肤。
镜下　结构类似透明软骨，间质中含有大量棕红色交织成网的弹性纤维。

三、纤维软骨

片号　　取材　人椎间盘　　方法与染色　HE
镜下　胶原纤维束间有软骨细胞，成行排列，细胞界限不清，软骨囊不明显。

骨和骨发生

一、骨

（一）骨密质

片号　　取材　人长骨　　方法与染色　大丽紫
镜下　中央管、骨陷窝与骨小管均被染成紫色。横断面上可见各种骨板的排列形式，并清晰地显示出骨小管互相通连的状态。

（二）长骨干

片号　　取材　人长骨（横断面）　　方法与染色　HE
肉眼　标本上光滑弧形的一侧为骨的外表面。其对侧不规则，为近骨髓腔面。
低倍
1. **骨外膜** 位于骨干的外表面，由致密结缔组织构成。
2. **外环骨板** 位于骨干的外侧，十几层骨板沿骨干表面环形排列。
3. **内环骨板** 位于骨的内侧，较薄，不规则。
4. **骨单位（哈弗斯系统）** 位于内、外环骨板之间，由中央管和骨单位骨板组成。数层骨单位骨板围绕中央管呈同心圆排列。
5. **间骨板** 是位于骨单位之间的一些不规则骨板，多呈弧形。

6. **骨内膜**　紧贴骨髓腔面的一薄层致密结缔组织。

7. **穿通管**　横向贯通外环骨板或内环骨板的管道，它与纵向走行的中央管相通连。

高倍

1. **骨陷窝**　是位于骨板间和骨板上的许多小腔隙。

2. **骨细胞**　位于骨陷窝内，胞体难以辨认，其核小而深染。

3. **骨小管**　是从骨陷窝向周围发出的许多细的小管，在切片上隐约可见。

（三）骨磨片

片号　　取材　人长骨（横断面）　　方法与染色　磨片，硝酸银

肉眼　标本有两块，一块横断面，一块纵断面，重点看横断面。

低倍

1. **骨单位**　可见许多同心圆结构，即骨单位，中央有一孔称中央管。围绕中央管作同心圆排列的骨板是骨单位骨板。

2. **间骨板**　是位于骨单位之间的呈半环形或不规则的骨板，其中无中央管。

3. **外环骨板**　位于骨表面，为与骨表面平行排列的数层骨板，骨板间有骨陷窝。

4. **内环骨板**　为沿骨髓腔表面排列的骨板，不太规则，骨板间亦有骨陷窝。黏合线：每一骨单位外面的环形轮廓线，骨磨片上呈现白色，骨小管不越过黏合线。

高倍

1. **骨陷窝**　在骨板之间有许多与骨板排列形式一致的小腔，呈梭形，有的充满黑色染料，即为骨细胞胞体所在的空间。

2. **骨小管**　是在骨陷窝周围呈放射状的许多细小管道，为骨细胞突起所在的空间，其中也充填着黑色染料。

二、骨发生

（一）膜性骨发生

片号　　取材　胎儿颅骨（扁骨）　　方法与染色　HE

低倍　骨的表面有骨膜，中心有一些大小不等、形态不一、粉红色的小骨片。在骨片表面，有一层规则排列的柱状或椭圆形细胞，为成骨细胞。骨片之间有疏松结缔组织和血管。

高倍

成骨细胞　胞体呈柱状、立方形或椭圆形，细胞质嗜碱性，多于骨片表面排成一行。

（二）软骨性骨发生

片号　　取材　胎儿指骨（纵断面）　　方法与染色　HE

肉眼　仔细辨认，可看出指骨的轮廓，指骨两端染成蓝色的部分为软骨区，中央粉

红色的部分为骨髓腔及骨干。

低倍 找到骺端。骺端染成淡蓝色的部位为软骨区，由此部向骨干依次观察下列各区。

1. **软骨贮备区** 为透明软骨，淡蓝色的软骨基质中有许多软骨陷窝，内有胞体较小的软骨细胞。
2. **软骨增生区** 在静止区的骨干侧。软骨细胞分裂增殖，胞体增大，多个软骨细胞变扁，沿骨干长轴排列成行，形成大量细胞柱。
3. **软骨钙化区** 此区软骨细胞和软骨陷窝进一步增大，软骨细胞空泡变性，核固缩，趋于退化死亡。软骨基质呈强嗜碱性，染成深蓝色。
4. **成骨区** 此区钙化的软骨基质已被破骨细胞破坏，形成许多腔隙，并有血管和结缔组织侵入。成骨细胞在残留的软骨基质表面排列成层进行造骨，形成骨小梁。骨小梁不规则，被染成粉红色。
5. **骨髓腔** 骨小梁被破坏吸收后，许多小腔合并成大腔，即骨髓腔。其中充满造血组织。

高倍

1. **成骨细胞** 呈单层贴附于骨领与骨膜之间，胞体呈柱状、立方形或椭圆形，细胞质嗜碱性。骨小梁表面也有成骨细胞，由于制片过程中易脱掉而不易见到。
2. **破骨细胞** 多位于骨小梁的凹陷处，单个存在。胞体大而不规则，细胞质嗜酸性，染成粉红色，胞体内可见多个卵圆形的细胞核。

三、电镜照片

1. **成骨细胞** 发达的粗面内质网、高尔基体。
2. **破骨细胞** 皱褶缘、丰富的线粒体、高尔基体、溶酶体、吞饮小泡。

（周劲松　张晓田）

血液和血细胞发生

一、血涂片

（一）血细胞（Giemsa 染色）

片号　　取材　人血液　　方法与染色　涂片，Giemsa

低倍 找涂片较薄的地方观察。在视野内可见很多无核、浅红色的细胞，均为红细胞。此外，还可见少量有核的细胞，为白细胞，核呈紫蓝色（在涂片的边缘较多）。

高倍

1. **红细胞** 数量最多，圆盘形，无核，中心淡染。

2. **白细胞**

（1）**中性粒细胞**：在白细胞中数目最多，圆形，3~5个分叶核，细胞质染色浅，其中含有细小、紫红色的颗粒。

（2）**嗜酸性粒细胞**：数目较少，核分两叶，如"八"字形，细胞质中含有许多粗大且均匀排列的橘红色颗粒。

（3）**嗜碱性粒细胞**：数目极少，通常在标本上找不到，特征是细胞质中含有大小不等、分布不均匀的紫蓝色颗粒，核形不规则，常被颗粒覆盖。

（4）**淋巴细胞**：数目较多，多为小淋巴细胞，其胞体与红细胞大小相仿，核圆或一侧有小凹陷，深染。细胞质很少，天蓝色，有时可有少量细小的紫红色嗜天青颗粒。

（5）**单核细胞**：是白细胞中体积最大的细胞，圆形或椭圆形，细胞质丰富，浅灰蓝色，可见少量嗜天青颗粒。核为肾形、椭圆形或马蹄形，往往偏于细胞一侧，染色质呈细网状，染色浅。

3. **血小板** 在血细胞之间，常成群存在，最小，形态不规则。其周围细胞质透明，略呈淡蓝色，中央含有许多紫红色血小板颗粒。

（二）血细胞（HE染色）

片号　　取材　人血液　　方法与染色　涂片，HE

镜下　白细胞的细胞核呈蓝色，淋巴细胞的细胞质少，细胞核大且染色深。血小板的细胞质呈淡粉色。嗜酸性粒细胞有"八"字形核，细胞质中有粗大均匀的嗜酸性颗粒，呈鲜红色。

二、红骨髓

片号　　取材　人红骨髓　　方法与染色　HE

高倍　红骨髓主要由造血组织和血窦构成。可见网状细胞构成支架，网眼内有不同发育阶段的各种血细胞。血窦内有许多成熟的血细胞。

在造血组织内可见巨噬细胞、巨核细胞和脂肪细胞。其中巨核细胞胞体巨大，形态不规则，核大而呈分叶状，细胞质略呈嗜酸性，含血小板颗粒。

三、示教

网织红细胞

取材　人血液　方法与染色　涂片，煌焦油蓝（此标本显示网织红细胞中残留的核

糖体）

高倍 网织红细胞内有被染成蓝色的细网状和颗粒状结构。

四、电镜照片

1. **红细胞**（SEM） 双凹圆盘形。
2. **中性粒细胞** 细胞核、嗜天青颗粒、特殊颗粒。
3. **嗜酸性粒细胞** 细胞核、嗜酸性颗粒（含有长方形或杆状结晶）。
4. **嗜碱性粒细胞** 细胞核、嗜碱性颗粒（大小不等，电子密度高）。
5. **淋巴细胞** 核的一侧有凹痕、线粒体、游离核糖体、嗜天青颗粒。
6. **单核细胞** 核形态不规则、吞噬泡、线粒体、嗜天青颗粒。
7. **血小板** 微管束、糖原、血小板颗粒。

（陈海滨　苏中静）

肌 组 织

一、骨骼肌

（一）骨骼肌（HE染色）

片号　　取材　人骨骼肌　　方法与染色　HE

肉眼　标本上长形者为纵断面，圆形者为横断面。

低倍　先观察纵断面，可见骨骼肌纤维着粉红色，为长圆柱状；细胞核多个，呈扁椭圆形，着蓝紫色，位于肌纤维周边；细胞内充满肌原纤维。然后观察横断面，肌纤维呈多边形或圆形，大小不等；核为圆形，位于纤维周边。仔细区分以下结构。

1. 肌外膜　包裹整块肌肉外面的薄层致密结缔组织。
2. 肌束膜和肌束　肌外膜伸入肌组织内，形成薄层结缔组织包裹着每一束肌纤维，称为肌束膜。肌束的形状不规则，而且大小不等。
3. 肌内膜　肌束膜再分支入内，包裹在每条肌纤维周围，叫肌内膜。

肌外膜、肌束膜和肌内膜中有血管通过。

高倍　在纵断面上每条肌纤维都具有明暗相间的横纹，并有多个细胞核，呈扁椭圆形，分布在肌膜的内侧，观察横纹时，可以将视野调暗些；横断面的肌纤维胞质内肌原纤维呈点状分布，核位于肌纤维周边。肌纤维之间可见少量的结缔组织及血管。

（二）骨骼肌（铁苏木精染色）

片号　　取材　膈肌　　方法与染色　铁苏木精

镜下　可见骨骼肌纤维的各种断面，肌纤维染成蓝黑色。在纵断面的肌纤维上可看到清楚的横纹，横断面上可看到点状分布的肌原纤维，细胞核位于周边。

二、心肌

（一）心肌（HE染色）

片号　　取材　人心脏　　方法与染色　HE

肉眼　标本一侧肥厚的部分为心室，在此部观察心肌组织。

低倍　可见心肌纤维的各种断面，纵断面可见心肌纤维分支连接成网，细胞质嗜酸性，染成粉红色，核呈卵圆形，位于中央。其横断面呈不规则形，有的有核，呈圆形，位于肌纤维中央。

高倍

1. 横断面　可见核的周围染色较浅。心肌纤维之间有少量的结缔组织及丰富的毛细血管。

2. 纵断面　心肌纤维呈分支状。

（1）细胞核：位于肌纤维的中央，较大，呈圆形或椭圆形，着色较浅。少数细胞可见双核。

（2）横纹：心肌纤维的横纹不如骨骼肌的明显。

（3）肌质：在细胞核的两端较丰富，着色浅，并可见棕黄色的脂褐素颗粒。

（4）闰盘：是相邻心肌细胞相接触的地方，深染为细线状，呈阶梯状分布，与心肌纤维长轴相垂直。

（二）心肌（铁苏木精染色）

片号　　取材　人心脏　　方法与染色　铁苏木精

镜下　通过铁苏木精染色，可以清楚地观察到心肌纤维的横纹及闰盘。闰盘被染成蓝黑色，相邻两个闰盘之间为一个心肌细胞，其中央常见1个细胞核。

三、平滑肌

片号　　取材　人空肠　　方法与染色　HE

肉眼　标本上凹凸不平的为小肠的内面，外层粉红色即为平滑肌形成的肌层。

低倍　找到肌层。肌层由两层平滑肌组成（内环外纵），故可分辨出平滑肌纤维的纵、横断面。在纵断面，细胞呈长梭形，细胞核呈椭圆形或杆状。在横断面，平滑肌细胞呈大小不等的圆形或多边形，细胞核呈圆形。

高倍

1. 纵断面　平滑肌纤维呈长梭形，排列紧密，细胞的粗细部相互交错排列，细胞核呈椭圆形或长杆状，位于细胞中部。细胞核染色质较少，染色较浅，可见1~2个明显的核仁。细胞质嗜酸性，染成粉红色。

2. 横断面　平滑肌纤维呈大小不等的圆形或多边形，若为肌纤维中央断面，则较大，可见圆形细胞核的断面；若为肌纤维两端断面，则较小，看不到细胞核。平滑肌纤维之间有少量的结缔组织和血管。

四、电镜照片

1. **骨骼肌纤维**（纵、横断面）　肌原纤维、明带、暗带、Z线、H带、M线、肌节、粗肌丝、细肌丝、横小管、肌质网、终池、三联体、线粒体。

2. **心肌纤维**（纵、横断面） 横小管、肌质网、二联体、线粒体、闰盘。

3. **平滑肌** 密区（密斑）、密体、小凹。

（张 莉 陈 雪）

神 经 组 织

一、神经元

（一）多极神经元（人脊髓）

片号　　取材　人脊髓（横断面）　　方法与染色　HE

肉眼　可见脊髓横断面的中央有一"H"形深染结构，此为脊髓的灰质。灰质的较宽大一端为其前角，较细小一端为其后角。周围染色浅的部分是脊髓白质。

低倍　找到前角，可见许多体积较大的多角形细胞，单个或成群排列，为前角多极运动神经元。

高倍

1. **胞体**　运动神经元胞体呈多角形，胞体内可见下列结构。

（1）**细胞核**：核大而圆，多位于胞体的中央。核染色浅，核内异染色质少，故核呈空泡状，核仁清晰可见。

（2）**尼氏体（嗜染质）**：细胞质中充满紫蓝色小块状或颗粒状结构，为尼氏体。

2. **突起**　从胞体发出多个突起。切片中仅见突起根部，轴突、树突难以区分。

（二）多极神经元（猫小肠）

片号　　取材　猫小肠

方法与染色　取固定后猫小肠，剥去黏膜层、黏膜下层及环行平滑肌层。镀银染色，染出附着在纵行肌层上的肌间神经丛，制成整装标本。

低倍　可见许多散在的黑灰色神经细胞群。细胞较大，突起细长，为多极神经元。

高倍

1. **胞体**　较大，向四周伸出多个细长的突起。细胞核位于胞体中央的圆形浅染区，有时可见黑染的核仁。

2. **神经原纤维**　在胞体内有许多黑灰色的细丝状结构交织成网状，为神经原纤维。

二、神经纤维

（一）神经纤维

片号　　取材　人坐骨神经（纵、横断面）　　方法与染色　锇酸

肉眼　标本染黑色，其中长条形的为纵断面，圆形的为横断面。

镜下　纵断面的有髓神经纤维平行排列，观察单根的神经纤维髓鞘染成黑色线条状。横断面的有髓神经纤维髓鞘为大小不等的黑色圆环状结构，其中央的轴突呈淡黄色。

1. **轴突**　在纤维中央，呈淡黄色。
2. **髓鞘**　在轴突周围，染成黑色，可见其中有斜形的髓鞘切迹。
3. **郎飞结**　两相邻髓鞘相接缩窄处即郎飞结。

（二）周围神经

片号　　取材　人坐骨神经（纵、横断面）　　方法与染色　HE

肉眼　标本为坐骨神经纵、横断面，长条形的为纵断面，圆形的为横断面。

1. 纵断

低倍　可见许多粉红色平行排列的粗细不等的神经纤维束，多为有髓神经纤维构成。

高倍

（1）**轴突**：为神经纤维中央一条粉红色的线状结构。

（2）**髓鞘**：轴突两侧染色较浅，呈细网状的结构为髓鞘。

（3）**郎飞结**：两相邻髓鞘相接缩窄处即郎飞结。

（4）**神经膜**：髓鞘外周较细的粉红色线条即神经膜。

2. 横断

镜下

（1）**神经外膜**：在周围神经最外面包有一层致密结缔组织。

（2）**神经束膜**：外膜包裹许多大小不等的圆形结构即神经纤维束，每一神经纤维束的外层结缔组织为神经束膜。束内被横断的有髓神经纤维呈大小不等的环状结构，中央的粉红色小点为轴突。其周围的浅染区相当于髓鞘。

（3）**神经内膜**：每条神经纤维周围的少量结缔组织为神经内膜。

三、自制神经纤维分离标本

取材　蛙坐骨神经

方法　取一小段新鲜的坐骨神经，置于载玻片上，滴少许生理盐水，沿着神经纤维长轴方向，用玻璃针充分分离神经纤维束，加盖玻片，轻压，并用滤纸吸干玻片边缘液体后，即可在镜下观察。

低倍　将光线调暗，找到分散的神经纤维，换高倍物镜观察。

高倍　观察分离好的单根神经纤维的结构。

1. **轴突**　为神经纤维中央较粗、发暗的部分。
2. **髓鞘**　为包绕在轴突外的薄层黄绿色发亮的结构，尚可见斜形的髓鞘切迹。

3. **神经膜** 髓鞘外较细的一条暗线即神经膜。
4. **郎飞结** 在神经纤维的一定距离上,可见髓鞘和神经膜中断,此缩窄处即郎飞结。

四、突触

片号　　取材　兔脊髓(横断面)　　方法与染色　镀银

低倍 在脊髓的前角可见较大的神经元,染成棕黄或棕黑色,在胞体和树突上均有许多小颗粒即为突触前部。

高倍 在大的神经元胞体和树突表面,附着许多黑色的扣状或环状结构,有的一端可见突触前纤维。

五、神经胶质细胞

(一)星形胶质细胞

片号　　取材　兔大脑　　方法与染色　镀银

镜下

1. **原浆性星形胶质细胞** 在大脑皮质浅层灰质内,可见许多有突起的星形细胞,突起短而粗,分支很多而且表面粗糙,看不清其内含的胶质丝。

2. **纤维性星形胶质细胞** 在大脑皮质深层白质内,可见许多有突起的星形细胞,突起相对少而直、细长呈放射状,表面光滑。

(二)小胶质细胞和少突胶质细胞

片号　　取材　兔小脑　　方法与染色　镀银

镜下

1. **小胶质细胞** 分布于灰质与白质内,胞体最小,呈长椭圆形、梭形。从胞体长轴两端伸出长树枝状突起,分支表面有很多小棘。

2. **少突胶质细胞** 分布于灰质与白质内,胞体小,呈圆形或卵圆形。从胞体发出3~5条短而分支少的突起,常呈串珠状。

六、神经末梢

(一)触觉小体

片号　　取材　人指皮　　方法与染色　镀银

肉眼 标本一半色深者为表皮,一半色浅者为真皮,在表皮和真皮的移行部(真皮乳头)处寻找触觉小体。

低倍 真皮乳头内，可见深染的黑棕色椭圆形小体即触觉小体。

高倍 呈椭圆形，周围有结缔组织形成的被囊，内有许多横列的扁平细胞。有髓神经纤维在被囊处失去髓鞘穿入被囊内，分支盘绕在扁平细胞间。

（二）环层小体

片号　　取材　猫肠系膜　　方法与染色　整装片

镜下 环层小体为呈圆形或椭圆形、由扁平的细胞和纤维形成的同心圆板层，形成多层的结缔组织被囊，中央为染色较深的无髓神经纤维穿行于圆柱体内。

（三）运动终板

片号　　取材　蛇骨骼肌　　方法与染色　镀金

低倍 骨骼肌纤维呈紫红色，神经纤维呈黑色细线状，其终末分支与肌纤维形成运动终板。

高倍 单根神经纤维末端在骨骼肌纤维表面的分支膨大，呈爪状结构即为运动终板。

七、示教

肌梭

取材　人蚓状肌（横断面）　　方法与染色　HE

镜下 肌梭位于骨骼肌肌纤维束之间。镜下所见之圆形或椭圆形结构即为肌梭。

1. 被囊　肌梭周围有一薄层结缔组织包绕，为肌梭的被囊。

2. 梭内肌　在肌梭内，可见到数个较小的圆形或多边形的肌纤维的横断面，即梭内肌纤维（较周围骨骼肌纤维细小），肌质多，核多位于肌纤维的周边。有时可见 1~2 条有髓神经纤维（横断面）失去髓鞘的轴索（因其很细小，故与周围结构不易区分）。

八、电镜照片

1. **神经元**　细胞膜、细胞核、粗面内质网与游离核糖体、高尔基体、溶酶体。
2. **有髓神经纤维**　轴突、髓鞘、神经膜细胞（施万细胞，Schwann cell）。
3. **无髓神经纤维**　轴突、神经膜细胞（一个神经膜细胞包绕数条轴突）。
4. **突触**　突触前成分、突触前膜、突触小泡、突触间隙、突触后成分、突触后膜。
5. **运动终板（神经-肌连接）**　突触前膜、突触小泡、突触间隙、突触后膜（肌膜）。

（刘向前　李　和）

器官和系统

人体各器官都是由基本组织构成的。根据器官的形态与结构大致可分为中空性器官及实质性器官两种类型。中空性器官如心血管、消化道、呼吸道、泌尿生殖管道等，其管壁为分层结构，可从管腔的内面向外逐层观察；实质性器官如肝、脾、淋巴结等，表面包有结缔组织被膜，被膜下方为该器官的实质部分，有的器官实质部分又可分为周围的皮质及中央的髓质两部分，所以观察时应从器官的表面向内部依次观察。

观察器官标本时，一般先用肉眼观察器官的轮廓、色泽，然后用低倍物镜进行全面观察，再用高倍物镜对某些结构进行详细观察，从而总结出每个器官的结构特点及其功能意义。

（石玉秀）

神经系统

一、大脑

（一）大脑

片号　　取材　人大脑　方法与染色　HE

肉眼　表层为皮质，厚 2~3 mm。深部为髓质。

镜下

1. **大脑皮质（灰质）** 由多极神经元、神经纤维和神经胶质细胞（只能见到细胞核）构成。根据神经元的大小、形态及分布疏密，可将皮质由浅至深分为6层。

（1）**分子层**：位于大脑皮质最浅层，神经细胞少而小（有水平细胞和星形细胞），排列稀疏，镜下看不清细胞的形态。

（2）**外颗粒层**：厚度与分子层相当，神经细胞较密集，由较多颗粒细胞及少量小锥体细胞组成。其中小锥体细胞的形态较清楚，胞体呈锥体形。

（3）**外锥体细胞层**：此层较厚，与外颗粒层无明显分界，神经细胞排列较稀疏，可见较多中型锥体细胞。

（4）**内颗粒层**：由大量颗粒细胞与少量小锥体细胞组成，细胞小、排列高度密集。

（5）**内锥体细胞层**：主要为分散的大、中型锥体细胞。

（6）**多形细胞层**：以梭形细胞为主，尚有少量锥体细胞和颗粒细胞，但镜下看不清各种细胞的形态。

2. **大脑髓质（白质）** 染浅粉色，神经纤维排列较为整齐，其中可见神经胶质细胞。

（二）大脑皮质

片号　　取材　人大脑皮质　　方法与染色　镀银

镜下　此方法显示大脑皮质中各种神经元的完整形态，选一典型的大型锥体细胞观察。胞体为锥体形，呈棕黑色，顶端树突粗大，伸向皮质表面并有分支；胞体侧面的树突较细，表面有树突棘；在胞体底部，有时可见一条细而光滑的轴突。

二、小脑

（一）小脑

片号　　取材　人小脑　　方法　HE

肉眼　表面浅粉色及紫蓝色的部分为小脑皮质，厚约1mm。深层浅粉色的部分为髓质。

镜下

1. **小脑皮质**　由表面至深层可分为三层。

（1）**分子层**：较厚，染色浅，浅层神经细胞较少，深部神经细胞较多，但不能看清其形态。

（2）**浦肯野细胞层**：神经细胞大，呈梨形，一列排开，核大、圆形，核仁明显。在细胞顶端可见树突根部及其分支，轴突不易见到。

（3）**颗粒层**：较厚，染色深，主要由颗粒细胞构成，细胞核圆、排列紧密，不能区分细胞形态和界限。

2. **小脑髓质**　染色浅，由神经纤维和神经胶质细胞构成。

（二）小脑皮质

片号　　取材　人小脑　　方法与染色　镀银

低倍　浅层为小脑皮质，可见深染的神经元。深层为小脑髓质，无神经元，只有神经胶质细胞。

高倍　重点观察浦肯野细胞，胞体呈梨形，顶端树突分支呈扇形伸入分子层，呈粗细不等的黑褐色分支，轴突偶见。

三、脊髓

片号　　取材　人脊髓（横断面）　　方法与染色　HE

肉眼　脊髓中央呈"H"形或蝴蝶形的部分为灰质，周围为白质。

镜下

1. **灰质**

（1）**脊髓中央管**：两侧灰质在正中相连的部分为灰质连合，其中央为脊髓中央管，内衬室管膜上皮。

（2）**前角**：突向腹侧，较宽大，可见成群存在、染色深的多极神经元即前角运动神经元。神经元周围小的圆形细胞核为神经胶质细胞的细胞核。

（3）**侧角和中间带**：可见成群的中型多极神经元（为交感神经的节前神经元）。

（4）**后角**：伸向背侧，细而长，可见小型多极神经元、神经纤维及神经胶质细胞。

2. **白质**　多为被横断的有髓神经纤维（髓鞘被溶解发亮）和少量的无髓神经纤维，神经纤维之间有神经胶质细胞。

四、脊神经节

片号　　取材　猫脊神经节　　方法与染色　HE

镜下

1. **被膜**　为致密结缔组织，包在脊神经节表面。

2. **脊神经节细胞**　为假单极神经元，胞体圆形或椭圆形，大小不等，成群分布，细胞质嗜酸性，细胞质中含有细小的嗜碱性颗粒（为尼氏体）。核内异染色质少，着色浅，核呈泡沫状，核膜和核仁明显。有的细胞内可见脂褐素颗粒，呈棕黄色。

3. **卫星细胞**　每个神经元周围均可见一层扁平或立方形的细胞。

4. **神经纤维**　成束分布于脊神经节细胞之间，多数为有髓神经纤维。

五、交感神经节

片号　　**取材**　人交感神经节　　**方法与染色**　HE

镜下　结构与脊神经节类似，交感神经节细胞为多极运动神经元，胞体大小基本相同，散在，分布均匀。节内神经纤维为无髓神经纤维。

（杨　虹　丁金兰）

循环系统

一、中动脉与中静脉

（一）中动脉与中静脉（HE 染色）

片号　　取材　人中动、静脉（横断面）　　方法与染色　HE

肉眼　管腔圆、管壁厚者为动脉，管腔不规则、管壁薄者为静脉。

中动脉

低倍　先将内、外弹性膜找到，则可分清内、中、外三层膜的界限。

1. **内弹性膜**　在靠近管腔面可见一亮粉红色波纹状的条带，即为内弹性膜。它是内膜和中膜的分界线。

2. **外弹性膜**　在肌性中膜与外膜结缔组织交界处，有的中动脉可见波纹状的外弹性膜，为中膜和外膜的分界线；有的有密集的、亮粉红色的弹性纤维层。

高倍

1. **内膜**

（1）**内皮**：单层扁平上皮，位于管腔最内面，可见蓝色细胞核略向腔内突出。

（2）**内皮下层**：较薄，由较为细密的胶原纤维构成，有时可见少量平滑肌纤维。

（3）**内弹性膜**：为一条亮粉红色呈波浪状走行的条带。

2. **中膜**　最厚，主要由数十层环行的平滑肌构成，肌纤维间有少量胶原纤维和弹性纤维。

3. **外膜**　较中膜稍薄，由结缔组织构成。

（1）**外弹性膜**：在中膜和外膜之间可见外弹性膜，较内弹性膜薄，呈波纹状。有时外弹性膜不明显，可见较厚的弹性纤维层，为一层亮粉红色、大小不等的点状和条索状结构。

（2）**结缔组织**：位于外弹性膜的外方，其中可见小血管和神经束。

中静脉

镜下　与中动脉对比观察，了解其结构特点。

1. **内膜**　很薄，只见内皮及内皮下层极少量的结缔组织，内弹性膜不明显。

2. **中膜**　较薄，只有几层平滑肌束，排列疏松，肌束间结缔组织较多。

3. **外膜**　较厚，由结缔组织构成，其内可见小血管，有时还可以看到横断的纵行平滑肌束。无外弹性膜。

（二）中动脉与中静脉（地衣红染色）

片号　　取材　人中动、静脉　　方法与染色　地衣红

镜下　此标本用弹性染色，把血管壁的弹性膜和弹性纤维染成黑褐色。中静脉与中动脉对比观察。

中动脉

1. **内弹性膜**　在内膜和中膜之间，为一条十分明显的黑褐色波纹状膜。
2. **外弹性膜**　为在中膜和外膜之间较薄的一层波纹状膜。有时看不到外弹性膜，而在中膜和外膜交界处有数层弹性纤维，呈黑褐色点状或不规则的条状。
3. **弹性纤维**　在内皮下层及外膜有较多的粗细不等的弹性纤维，中膜内弹性纤维较细而少。

中静脉

1. **内膜**　可见一薄层内弹性膜。
2. **中膜**　弹性纤维分散存在，较中动脉弹性纤维量多，较外膜弹性纤维量少，弹性纤维呈点状或条状。
3. **外膜**　弹性纤维多，而且呈波纹状。

二、大动脉

（一）大动脉（HE染色）

片号　　取材　人主动脉（横断面）　　方法与染色　HE

低倍　三层膜分界不明显，内膜较厚，染色浅；中膜最厚，染色深；外膜为结缔组织。

高倍

1. **内膜**

（1）**内皮**：为单层扁平上皮。

（2）**内皮下层**：其中有胶原纤维、弹性纤维及横断的平滑肌束。

（3）**内弹性膜**：与中膜的弹性膜相连，故内膜和中膜分界不明显。

2. **中膜**　最厚，由数十层弹性膜和平滑肌构成。弹性膜呈亮粉红色波纹状，其间夹有少量平滑肌和胶原纤维。

3. **外膜**　由结缔组织构成，其中有小血管和神经束，外弹性膜不明显。

（二）大动脉（地衣红染色）

片号　　取材　人主动脉（横断面）　　方法与染色　地衣红

镜下　可见大动脉的中膜含数十层弹性膜。相邻弹性膜间有许多弹性纤维互相连接。内膜和外膜中的弹性纤维松散存在。

三、小动脉与小静脉

片号　　取材　中动脉、大动脉或心脏的外膜　　方法与染色　HE

低倍　在中动脉、大动脉或心脏的外膜结缔组织中，找到伴行的小动脉和小静脉。小动脉腔小而圆，壁厚；小静脉腔大而不规则，壁薄。

高倍

1. 小动脉

（1）**内膜**：内皮细胞核突向管腔。内弹性膜紧贴内皮（直径小的小动脉没有明显的内弹性膜）。

（2）**中膜**：由 2~3 层环行平滑肌围绕，故壁相对厚。

（3）**外膜**：由少量结缔组织构成，与周围组织无明显分界。

2. 小静脉　由内皮及外方少量结缔组织构成，有的小静脉中膜有 1~2 层疏散的平滑肌。

四、毛细血管

片号　　取材　大白鼠肠系膜　　方法与染色　整装片、苏木精

低倍　先找到一根较粗的血管，在其附近有更细的分支，即毛细血管网。可以选择一条较细的、染色浅的毛细血管进行观察。

高倍　毛细血管腔内仅允许 1~2 个红细胞通过，管壁间隔存在长梭形的细胞核，略突向管腔，为内皮细胞核。

五、心脏

片号　　取材　人心脏（横断面）　　方法与染色　HE

肉眼　区分心房、心室及心瓣膜。壁厚者为心室，壁薄者为心房，两者之间向心腔内突出的一条形结构为心瓣膜。

低倍

1. 心内膜　心房的心内膜厚于心室的心内膜。

（1）**内皮**：位于心腔内面，为单层扁平上皮。

（2）**内皮下层**：为一薄层较细密的结缔组织。

（3）**心内膜下层**：由疏松结缔组织构成，其中可见不同断面的浦肯野纤维，其与心肌层移行，没有明显的界线。此层内还含有血管、神经。

2. **心肌膜**　较厚，心室肌层厚于心房肌层。镜下可见心肌纤维间有少量结缔组织和丰富的毛细血管。

3. **心外膜**　由浆膜组成（即心包脏层）。浆膜是由薄层结缔组织和贴于其外面的一层间皮构成，其中有血管和神经束及大量的脂肪细胞。

高倍

1. **浦肯野纤维**　位于心内膜下层，比普通心肌纤维粗大；核大，1~2个，位于细胞中央；肌原纤维少，位于细胞周边，故染色较心肌纤维浅；其末端与心肌纤维相移行。

2. **心肌纤维**　位于心肌膜，可见不同断面的心肌纤维。肌纤维间有丰富的毛细血管。

六、电镜照片

1. **连续毛细血管**　内皮细胞连续、紧密连接、胞质内吞饮小泡和基膜完整。
2. **有孔毛细血管**　内皮细胞、胞质上有孔、孔上有隔膜、吞饮小泡和基膜连续。

（张志威　慕晓玲）

免疫系统

一、胸腺

（一）幼儿胸腺

片号　　取材　幼儿胸腺　　方法与染色　HE

肉眼　可见薄层结缔组织将胸腺分隔成许多大小不等的小叶。小叶周边染色较深的是皮质，中央染色浅的是髓质，相邻小叶的髓质相互连续。

低倍　分清被膜、小叶间隔、不完全分隔的小叶结构特点及皮质和髓质的分布。

1. **被膜**　在腺体最表面，由薄层结缔组织构成。可见被膜的结缔组织伸入实质形成小叶间隔，将胸腺分成许多不完全分隔的小叶。

2. **小叶**　由皮质、髓质两部分构成。

（1）**皮质**：由胸腺细胞和胸腺上皮细胞及一些巨噬细胞组成。胸腺细胞数量较多且排列密集，胸腺上皮细胞数量较少，故皮质染色较深。

（2）**髓质**：与皮质对比观察，发现胸腺上皮细胞较多，而胸腺细胞较少，故髓质的着色较浅。注意观察髓质中的特殊结构，观察其形状和特征，换高倍物镜观察。

高倍

胸腺小体　是胸腺髓质的特征性结构，呈椭圆形或不规则形，大小不等；由数层扁平的胸腺上皮细胞围成，细胞呈同心圆排列；核染色浅，细胞质嗜酸性；小体中央细胞变性，核消失，呈均匀一致的深粉色。应区别胸腺小体与血管。

（二）成人胸腺

片号　　取材　成人胸腺　　方法与染色　HE

镜下　全面观察标本，注意与幼儿胸腺结构的区别，主要表现在两个方面。

（1）淋巴组织减少；皮质与髓质分界不清；髓质中胸腺小体也少，但体积很大，清楚可见；细胞成分几乎全部退化，染成粉色。

（2）小叶间结缔组织增生，脂肪细胞大量增多，整个胸腺呈退变萎缩状态。

二、淋巴结

（一）淋巴结

片号　　取材　人淋巴结　　方法与染色　HE

肉眼　标本呈圆形或椭圆形，其周边粉红色结构为被膜。被膜下方的深蓝色部分为皮质，中央色浅部分为髓质。

低倍　纵观整个切片后，再从被膜向实质深层逐层观察。

1. **被膜及小梁**　淋巴结表面有薄层结缔组织构成的被膜，有时可见穿通的输入淋巴管。被膜的结缔组织伸入实质中，形成小梁，切片上呈不同的断面，染成粉红色。

2. **皮质**　由浅皮质、深皮质和皮质淋巴窦组成。

（1）**浅皮质**：主要含淋巴小结和淋巴小结之间的薄层弥散淋巴组织。

淋巴小结：在被膜下方，呈圆形或椭圆形，其数量因功能状态而异。淋巴小结周边染色较深，中央染色较浅的部分为生发中心。正中切面上的淋巴小结，由内向外可区分出暗区、明区和小结帽三部分。

1）**暗区**：位于生发中心的内侧部。

2）**明区**：位于生发中心的外侧部。

3）**小结帽**：呈新月形，覆于明区顶部，由密集的小淋巴细胞构成，着色深暗。

（2）**深皮质（副皮质区）**：位于皮质的深层，为一片弥散的淋巴组织，无明显的界限。

（3）**皮质淋巴窦**：位于被膜与淋巴小结之间和小梁周围，分别称被膜下窦和小梁周窦。

3. **髓质**　由髓索和髓质淋巴窦（髓窦）组成。

（1）**髓索**：可见淋巴组织呈条索状排列，互相吻合成网，观察其内由何种细胞组成。

（2）**髓质淋巴窦**：位于髓索与髓索之间及髓索与小梁之间。

高倍

1. **生发中心**　位于淋巴小结的中央，染色较浅；此处的细胞体积较大，核大且染色质较少，着色浅；主要由大、中淋巴细胞和巨噬细胞组成。

2. **毛细血管后微静脉**　位于深皮质内，可见毛细血管后微静脉的纵断或横断面，特点是内皮细胞为立方形或矮柱状，染色浅。

3. **淋巴窦**　窦壁由一层连续性扁平的内皮细胞围成，细胞核长而扁，细胞质不清。窦内有淋巴细胞、游离的巨噬细胞及大量网状细胞。巨噬细胞呈圆形或卵圆形，细胞质嗜酸性。网状细胞呈星形，其突起互相连接，细胞核卵圆形，染色浅，核仁明显。

（二）淋巴结的网状纤维

片号　　**取材**　狗淋巴结　　**方法与染色**　镀银

镜下　可见网状纤维呈黑褐色，粗细不等，弯曲并有分支，互相吻合成网。纤维之间有一些细胞核，难以区分为何种细胞。观察时注意网状纤维在淋巴结内的分布状态。

三、脾

片号　　**取材**　人脾　　**方法与染色**　HE

肉眼　切片一侧的粉红色结构为被膜。其内侧部分为脾实质，在实质中可见散在的深蓝色的圆形或椭圆形小体，即白髓；其余的部分主要为红髓。

低倍　从被膜向实质逐层观察。

1. **被膜与小梁**　被膜较厚，由致密结缔组织构成，内含平滑肌纤维。被膜表面覆有间皮。脾实质中可见小梁的不同断面，大小不等。有的小梁内可见小梁动脉或小梁静脉。

2. **白髓**　散在实质内的深蓝色细胞团，即脾白髓，包括两个结构。

（1）**脾小体**：即淋巴小结，位于动脉周围淋巴鞘的一侧。小结中央常可见生发中心。

（2）**动脉周围淋巴鞘**：在脾小体的一侧可见1~2条小动脉，为中央动脉，其周围所包绕的薄层弥散淋巴组织，即动脉周围淋巴鞘。

3. **边缘区**　位于白髓和红髓交界处，淋巴细胞较白髓稀疏，但较红髓密集。此区的脾窦叫边缘窦。

4. **红髓**　是位于被膜下白髓与小梁之间的粉红色部分，由脾窦和脾索组成。

（1）**脾窦**：为不规则间隙，大小不等，窦壁衬有杆状内皮细胞。

（2）**脾索**：位于脾窦之间，为富含血细胞的淋巴组织索，互相连接成网。

高倍

1. **脾窦**　窦腔不规则，窦壁的杆状内皮细胞多被横断，细胞核圆形，多凸向窦腔。观察脾窦内含有什么成分。

2. **脾索**　与脾窦相间排列，其中能观察到许多红细胞、淋巴细胞、网状细胞、浆细胞和巨噬细胞等。

四、扁桃体

片号　　**取材**　人腭扁桃体　　**方法与染色**　HE

肉眼　标本表面凹凸不平，可见一深蓝色线，即上皮部分，上皮深陷形成扁桃体隐窝，其周围有大量着蓝色的淋巴组织；其深层呈粉红色的部分为被膜。

镜下

1. **上皮**　为未角化的复层扁平上皮，上皮内常见少量染色较深的细胞核，它是侵入上皮的淋巴细胞的细胞核。

2. **隐窝**　上皮向固有层内深陷形成隐窝。隐窝深部的复层扁平上皮内常见大量淋巴细胞及一些巨噬细胞等侵入。

3. **淋巴组织**　在隐窝周围的固有层内有许多淋巴小结和弥散淋巴组织，有的淋巴小结可见生发中心。

4. **被膜**　位于扁桃体深层，由致密结缔组织构成。

五、电镜照片

1. **血－胸腺屏障**　内皮及基膜、毛细血管周隙、巨噬细胞、上皮性网状细胞及基膜。
2. **毛细血管后微静脉**　内皮细胞、穿入内皮壁的淋巴细胞、腔内的红细胞。
3. **脾窦（扫描电镜）**　窦内皮、巨噬细胞、红细胞、白细胞。

（雷　蕾　梁　非）

消化系统

消化管

一、牙

片号　　取材　人牙（研磨标本、纵断面）
方法与染色　将牙磨薄，置于酸性复红染液中，待红色色素浸入牙小管中，树胶封片。
镜下　分清牙冠、牙颈及牙髓腔各部。

1. **牙釉质**　淡黄色，可见釉柱呈稍暗的纹，与表面垂直排列；与釉柱交叉的斜粗线，即釉质生长线（芮氏线）。
2. **牙本质**　粉红色，其中许多细长的小管，即牙小管，互相平行排列，染色程度不同。
3. **牙骨质**　包在牙颈与牙根的表面，染成粉色，其结构分两部分。
（1）近牙根处的牙骨质较厚，结构与骨组织相似，可见**骨陷窝**（小黑点）和**骨小管**，高倍物镜观察尤为清楚。
（2）近牙颈部的牙骨质较薄，无骨细胞存在。

二、舌

片号　　取材　人舌体（轮廓乳头）　　方法与染色　HE
肉眼　切片的黏膜面所见的突出结构，即轮廓乳头。
低倍
1. **轮廓乳头**　是舌乳头中最大的一种，顶部平坦，周围黏膜深陷形成环沟，上皮为未角化的复层扁平上皮，沟两侧的上皮均含有味蕾。
2. **味腺**　固有层的结缔组织内可见浆液性味腺，开口于沟底，思考它的功能是什么。
高倍
味蕾　为淡染的椭圆形小体，其顶端有一小孔，即味孔。味蕾由明细胞、暗细胞和基细胞组成。
（1）**明细胞（或称味细胞）**：梭形，较粗大，位于味蕾的中央，细胞长轴与上皮表面呈垂直排列，核染色浅，呈椭圆形。

（2）**暗细胞（或称支持细胞）**：梭形，位于味蕾周边和味细胞之间，核呈椭圆形，染色深。

（3）**基细胞**：锥体形，位于味蕾的基底部。

三、食管

片号　　取材　人食管（横断面）　　方法与染色　HE

肉眼　管腔呈星形或不规则形，近管腔内可见一层深蓝色的结构为上皮，其外侧有一粉色层，为黏膜肌层；其外方色稍淡的一厚层为黏膜下层；再外方一层较厚的粉红色层为肌层。

镜下　区分食管壁的四层结构，然后从管腔内侧面向外逐层观察。

1. **黏膜**　可分出三层。

（1）**上皮**：为未角化的复层扁平上皮。

（2）**固有层**：由细密的结缔组织构成，浅部形成许多隆起的乳头，伸向上皮基底部。固有层内可见淋巴组织、小血管及食管腺导管（由复层上皮构成）。

（3）**黏膜肌层**：较厚的纵行平滑肌束被横断，为食管的特征之一。

2. **黏膜下层**　由疏松结缔组织构成，可见较大的血管、神经和黏液性的食管腺。

3. **肌层**　分为内环外纵两层。注意组成食管各段的肌组织是不同的，请同学们判断自己观察的标本是食管的哪一段。

4. **外膜**　为纤维膜。

四、胃

（一）胃底部

片号　　取材　人胃底部　　方法与染色　HE

低倍　分清管壁四层结构，然后重点观察黏膜的构造。

1. **黏膜**

（1）**上皮**：为单层柱状上皮，可见上皮形成许多凹陷，即胃小凹。镜下可见胃小凹的各种断面。

（2）**固有层**：可见胃底腺几乎占满整个固有层，腺体之间仅有少量的结缔组织成分，腺体被切成各种断面。选择一个与胃小凹底相通，而且比较完整的腺的纵断面，大致区分出腺的颈部、体部和底部。另外，固有层结缔组织中含有较多的淋巴细胞、浆细胞、嗜酸性粒细胞及散在的平滑肌纤维，有时可见孤立淋巴小结。

（3）**黏膜肌层**：大致可分为内环和外纵两层。

2. **黏膜下层**　由疏松结缔组织构成，可见较大的血管和神经等。
3. **肌层**　较厚，可分为内斜、中环和外纵三层平滑肌，但往往不易分清层次。
4. **浆膜**　由结缔组织和外方的间皮组成。

高倍
1. **上皮**　单层柱状上皮，柱状细胞顶部的细胞质内充满黏原颗粒，HE 染色的标本着色浅，呈透明状（思考其原因），细胞核呈椭圆形，位于细胞基部，核仁明显。
2. **胃底腺**
（1）**壁细胞**：主要分布在腺体的颈部和体部。细胞较大，呈圆形或三角形；细胞质嗜酸性，染成红色；核圆形，位于细胞中央，偶见双核。思考该细胞的功能是什么。
（2）**主细胞**：数量较多，主要分布在腺体的体部和底部。细胞呈柱形，细胞质嗜碱性，染成蓝色；细胞核圆形，位于细胞的基部。思考该细胞的功能是什么。
（3）**颈黏液细胞**：数量较少，位于胃底腺的颈部，夹在壁细胞之间。细胞多呈柱状或楔形，细胞质着色浅，细胞核扁平，位于细胞的基底部。

（二）胃幽门部
片号　　取材　人胃幽门部　　方法与染色　HE
镜下　结构与胃底部相似，全面观察后，重点观察黏膜构造，注意与胃底黏膜的区别。
1. **胃小凹**　较深，几乎达黏膜的中部。小凹底与幽门腺相连。
2. **幽门腺**　为黏液性腺，分支多较弯曲，镜下可见各种断面。腺细胞呈柱状，细胞质中充满黏原颗粒，HE 染色着色较浅；细胞核扁，位于细胞的基部。
3. **肌层**　中层环行肌显著增厚，形成幽门括约肌。

五、小肠

（一）空肠
片号　　取材　人空肠（纵断面）　　方法与染色　HE
肉眼　切片上可见数个较高的突起，为小肠环行皱襞的切面；在皱襞的表面和皱襞与皱襞之间，可见许多细小的突起，即肠绒毛。皱襞中央呈粉红色的结构为黏膜下层。

低倍　首先分清肠壁四层结构，然后逐层观察。
1. **黏膜**　表面纵切的绒毛呈指状，横切的绒毛为圆形。固有层中可见许多不同断面的肠腺，可见孤立淋巴小结。与胃相比，黏膜肌层不明显。
2. **黏膜下层**　由疏松结缔组织构成，可见丰富的血管和黏膜下神经（节）丛。
3. **肌层**　由内环、外纵两层平滑肌组成。两肌层间常见许多淡染区，为肌间神经丛。
4. **浆膜**　由结缔组织和外表面的间皮组成。

高倍

1. 肠绒毛

（1）**上皮**：单层柱状上皮，主要为柱状细胞，即吸收细胞，表面可见一条染成深粉色的纹状缘。柱状细胞间夹有杯状细胞，细胞质中的黏原颗粒在制片时被溶解而呈空泡状。

（2）**绒毛中轴**：为黏膜固有层的结缔组织，其中可见丰富的毛细血管和散在、纵行平滑肌纤维，较多的淋巴细胞、浆细胞、巨噬细胞和嗜酸性粒细胞等。有时可见中央乳糜管。

2. 小肠腺 单管状腺，镜下可见各种断面。从相邻的绒毛根部找一肠腺的纵断面，注意观察肠腺的各种细胞。

（1）**吸收细胞和杯状细胞**：与绒毛上皮相同。

（2）**帕内特细胞（潘氏细胞）**：呈锥体形，常三五成群位于小肠腺的基部，细胞顶部细胞质内含有嗜酸性分泌颗粒。

3. 肌间神经丛 呈卵圆形，周围有结缔组织包裹。神经丛内有两种细胞成分。

（1）**神经细胞**：胞体较大，细胞质染色深；核大，圆形，核仁大而清晰。

（2）**神经胶质细胞**：位于神经细胞的周围。胞体较小，核圆形或椭圆形，染色深。

片号　　取材　人空肠　　方法与染色　阿尔辛蓝－过碘酸希夫（PAS）法

镜下 此标本主要观察小肠上皮和肠腺内的**杯状细胞**及柱状细胞表面的**纹状缘**。构成纹状缘的微绒毛表面附有一层糖蛋白，为PAS反应阳性物质，故整个纹状缘呈红色，而杯状细胞细胞质中的黏液染成蓝色。

（二）十二指肠

片号　　取材　人十二指肠　　方法与染色　HE

镜下 十二指肠的管壁结构与空肠基本相同。特点为绒毛高而密，形如叶状。重点观察十二指肠腺，其位于黏膜下层内。

十二指肠腺 为黏液腺，由黏液性腺细胞构成，腺细胞呈柱状，细胞质染色浅；细胞核扁圆形，位于细胞的基部。偶尔可见腺导管开口于小肠腺的底部。

（三）回肠

片号　　取材　人回肠　　方法与染色　HE

镜下 区分回肠壁的四层结构，与空肠对比观察。重点观察固有层中的集合淋巴小结。

集合淋巴小结 位于固有层，有时侵入黏膜下层，小结向肠腔面突出，该处绒毛少而短。

六、大肠

（一）结肠
片号　　取材　人结肠　　方法与染色　HE
低倍　首先区分肠壁的四层结构，然后重点观察黏膜。注意黏膜不形成肠绒毛。
1. **黏膜**
（1）**上皮**：单层柱状上皮，其中杯状细胞远较小肠上皮多。
（2）**固有层**：有许多密集排列的单管状的肠腺，腺上皮内有许多杯状细胞。固有层内可见孤立淋巴小结。
（3）**黏膜肌层**：与小肠相同。
2. **黏膜下层**　由疏松结缔组织构成，可见许多脂肪细胞。
3. **肌层**　内环、外纵两层，注意外纵肌形成结肠带，结肠带间纵肌较薄，可见肌间神经丛。
4. **浆膜**　与小肠相同，偶尔间皮脱落，浆膜下层可见较多脂肪细胞。

（二）阑尾
片号　　取材　人阑尾　　方法与染色　HE
肉眼　管腔呈星形，可见许多蓝色的淋巴小结围绕管腔；周围染色较浅的部分为黏膜下层；最外面粉色的结构为肌层和浆膜层。
低倍　区分阑尾壁的四层结构，注意与结肠的区别：阑尾固有层内的肠腺短而稀少，肠腺间的结缔组织相对增加；固有层内淋巴小结密集排列，弥散淋巴组织特别丰富，多侵入黏膜下层；黏膜肌层薄而不完整；肌层非常薄。

七、消化管内分泌细胞

片号　　取材　兔胃底　　方法与染色　镀银
低倍　确定黏膜层，然后换高倍物镜观察。
高倍　内分泌细胞散在于上皮细胞之间或腺细胞与基膜之间，为一种圆形或锥体形的细胞；其核为圆形或卵圆形，着色浅；细胞的基部充满大小不等的嗜银颗粒，呈黑褐色。

八、电镜照片

1. **胃底腺**
（1）**壁细胞**：分泌小管（细胞内小管）、微管泡系统、微绒毛、线粒体。

（2）**主细胞**：微绒毛、酶原颗粒、粗面内质网、高尔基体。

2. **小肠上皮**

（1）**吸收细胞**：微绒毛、侧面连接复合体、各种细胞器。

（2）**杯状细胞**：黏原颗粒。

3. **消化管内分泌细胞**　注意内分泌细胞细胞质内的颗粒分布的位置、形态及大小。

（杨　姝　周德山）

消　化　腺

一、下颌下腺

片号　　取材　人下颌下腺　　方法与染色　HE

低倍　分清被膜、腺小叶与小叶间结缔组织的关系。

1. **被膜**　包绕腺的表面，由结缔组织构成。

2. **腺小叶**　由被膜结缔组织伸入腺实质，将其分成许多大小不等的小叶。小叶内可见到许多染色稍暗的腺泡及一些染色稍浅的大小不等的导管。

3. **小叶间结缔组织**　其中可见大的导管、血管及神经。

高倍

1. **腺泡**　可分三种。

（1）**浆液性腺泡**：其切面呈圆形或椭圆形，由浆液性腺细胞组成，腺腔较小，有的看不清。腺细胞呈锥体形，细胞质着色较深，顶部细胞质内充满红色的分泌颗粒，基部细胞质嗜碱性较强；细胞核圆形，位于腺细胞的中下部。

（2）**黏液性腺泡**：数量少，由黏液性腺细胞组成。腺腔较浆液性腺泡的大。腺细胞呈柱状或锥体形，镜下细胞质弱嗜碱性或着色浅、发亮；细胞核多呈扁圆形，位于细胞的基部。

（3）**混合性腺泡**：数量更少，由浆液性腺细胞和黏液性腺细胞组成。切面上可见黏液性腺泡的一端附着几个浆液性腺细胞，形成一个半月形帽状结构，称为半月。

2. **导管**　可分为闰管、纹状管及小叶间导管。

（1）**闰管**：始于腺泡，较短，管径细。管壁为单层扁平或单层立方上皮。细胞着色浅。腺的闰管较短，不如腮腺的闰管明显。

（2）**纹状管（分泌管）**：位于腺泡之间，管径较粗，管壁由单层柱状上皮构成，细胞质嗜酸性，呈红色；核圆形，位于细胞中上部。细胞的基部可见纵纹。

（3）**小叶间导管**：位于小叶间结缔组织内，由单层柱状上皮或假复层柱状上皮构成。

二、腮腺

片号　　取材　人腮腺　　方法与染色　HE

低倍　腺实质被结缔组织分隔成许多腺小叶，小叶内可见腺泡、闰管与纹状管。小叶之间的结缔组织内可见小叶间导管。

高倍　注意观察腮腺结构特点。
1. **腺泡**　属纯浆液性腺泡。
2. **闰管**　很长，故镜下易找到。
3. **间质**　常有成群的脂肪细胞存在。

三、舌下腺

片号　　取材　人舌下腺　　方法与染色　HE

镜下　舌下腺是以黏液性腺泡和混合性腺泡为主的混合腺，半月较多。无闰管，纹状管不明显。

四、胰腺

片号　　取材　人胰腺　　方法与染色　HE

低倍　胰腺表面的结缔组织被膜较薄，小叶分界不明显。首先于小叶内将内、外分泌部分清。

1. **外分泌部**

（1）**腺泡**：小叶内大部分为外分泌部的腺泡，呈紫蓝色。

（2）**导管**：包括闰管、小叶内导管和小叶间导管。闰管较长，位于腺泡之间；小叶内导管位于小叶内，管壁由单层立方上皮或矮柱状上皮组成；小叶间导管位于小叶间的结缔组织内，管壁由单层柱状上皮组成。

2. **内分泌部**

胰岛：是散在于胰腺外分泌部之间、大小不等、染色较浅的细胞团。

高倍

1. **腺泡**　属浆液性腺泡，腺细胞的基部属强嗜碱性。细胞顶部含有嗜酸性的酶原颗粒。细胞核圆形，位于近细胞基底部。腺泡腔中央有泡心细胞，较小，细胞质染色浅，故细胞界限不清，核为圆形或椭圆形。

2. **闰管**　很长，故在腺泡之间容易找到，由单层扁平或单层立方上皮构成，染色较浅。

3. **胰岛** 构成胰岛的细胞染色较浅，呈团、索状分布，其间有丰富的毛细血管。HE染色标本中不易区分各种细胞。

五、肝

（一）猪肝

片号　　取材　猪肝　　方法与染色　HE

低倍 肝实质被结缔组织分隔成许多境界清晰的区域，呈多边形，即肝小叶。猪肝的肝小叶分界清楚，小叶中央为中央静脉，与中央静脉相通的间隙是肝血窦，血窦之间粉色的条索状结构是肝索。几个肝小叶之间结缔组织多的地方是门管区，其内有三种管道。

（二）人肝

片号　　取材　人肝　　方法与染色　HE

低倍

1. **被膜** 标本的一侧可见到一层粉红色的致密结缔组织构成的被膜，其表面覆盖着一层间皮。

2. **肝小叶** 人肝小叶的界限是不明显的。镜下可见许多圆形的小腔，为中央静脉，其周围有许多粉色小条向四周呈辐射状排列，为肝索。肝索之间的间隙是肝血窦。

3. **门管区** 是几个相邻肝小叶之间的结缔组织，内有三种管道，即小叶间动脉、小叶间静脉和小叶间胆管。

高倍

1. 肝小叶

（1）**中央静脉**：管壁薄，仅由一层内皮细胞及少量结缔组织围成；壁上有肝血窦的开口。

（2）**肝索**：互相吻合成网，由多边形肝细胞组成。肝细胞的细胞质嗜酸性，含有粒状或小块状的嗜碱性物质。细胞核圆形，多数肝细胞有1个核，位于细胞中央。部分肝细胞有2个核。核内染色质较稀疏，核膜清楚，核仁1~2个。

（3）**肝血窦**：窦腔不规则，窦壁由内皮细胞组成。窦腔中含有胞体较大、具有突起的星形细胞，即肝巨噬细胞（Kupffer cell）。思考此细胞有何功能，来自何处。

2. 门管区

（1）**小叶间胆管**：管壁由单层立方上皮或矮柱状上皮组成。

（2）**小叶间动脉**：管腔小而圆，壁较厚，内皮外有环行平滑肌。

（3）**小叶间静脉**：管腔大而不规则，且壁很薄。

小叶下静脉：在肝小叶之间有时可见单独走行的小静脉，其直径较中央静脉大，管壁稍厚（周边的结缔组织稍多一些）。

（三）肝糖原
片号　　取材　鼠肝　　方法与染色　PAS 反应
镜下　可见肝细胞呈多边形，细胞质内有很多染成红紫色的颗粒，此即肝糖原。

（四）肝巨噬细胞
片号　　取材　兔肝
方法　卡红静脉注入：将无毒的卡红经动物的耳静脉注入体内，几天后，取材制作切片。
镜下　直接找到肝血窦，在窦腔内可见较大的不规则的细胞，其细胞质中堆满了吞噬的红色色素颗粒（有的细胞核被色素所掩盖），此细胞即肝巨噬细胞。

（五）胆小管
片号　　取材　人肝　　方法与染色　ATP 酶
镜下　此标本主要显示肝细胞间的胆小管。肝细胞被染成淡黄色，胆小管被染成棕黑色，呈细丝状，互相连接成网。

（六）肝血管
片号　　取材　兔肝
方法　卡红明胶液注入：从门静脉注入卡红明胶液，而后固定，制作切片。
镜下　切片上血管被卡红明胶液充填显示红色。借此色调可显示肝内血管的分布。可明显地看到肝小叶内的肝血窦互相吻合成网，并汇入中央静脉。也可见到小叶间血管与肝血窦相通。

六、胆囊

片号　　取材　人胆囊　　方法与染色　HE
镜下　首先分清胆囊壁的三层结构，由内向外依次为：黏膜、肌层和外膜。
1. **黏膜**　向管腔突出许多皱襞。黏膜由上皮和固有层构成。
（1）**上皮**：为单层柱状上皮。
（2）**固有层**：由结缔组织构成，其中有许多由上皮下陷形成的黏膜窦，有时深达肌层。
2. **肌层**　由较薄的排列不规则的平滑肌构成。
3. **外膜**　较厚，由疏松结缔组织构成，表面大部分覆以浆膜。

七、示教

胰岛三种细胞
取材　人胰腺　　方法与染色　Mallory 染色

镜下 此标本主要观察胰岛内 A、B、D 三种细胞的分布及形态。
1. **A 细胞** 在胰岛的外周，细胞体积较大，数量较少，细胞质呈鲜红色。
2. **B 细胞** 多位于胰岛的中央，数量最多，细胞体积较小，细胞质呈橘黄色。
3. **D 细胞** 散在于 A、B 细胞之间，胞体小，细胞质呈蓝色。

八、电镜照片

1. 肝
（1）**肝细胞**：各种细胞器、微绒毛、糖原颗粒等。
（2）**胆小管**：紧密连接、桥粒、缝隙连接。
（3）**肝血窦**：窦内皮、微绒毛。
（4）**窦周隙**：又称迪塞间隙（Disse space）。
2. 胰腺
（1）**胰腺外分泌细胞**：丰富的粗面内质网、高尔基体、酶原颗粒。
（2）**胰岛细胞**：注意细胞质内的分泌颗粒、内质网，毛细血管。

（沙　鸥　杨　蓓）

呼吸系统

一、鼻嗅部黏膜

片号　　**取材**　人上鼻甲　　**方法与染色**　HE
肉眼　标本的光滑面为鼻嗅部黏膜。
镜下　黏膜可分为上皮和固有层两层结构。
1. **上皮**　为假复层柱状上皮,由三种细胞构成。
(1) **支持细胞**:呈高柱状,顶部宽大,基部较细。核圆,多位于上皮浅层,细胞质内可见黄色颗粒。
(2) **嗅细胞**:位于支持细胞之间,着色浅,呈梭形,细胞核圆形,多位于上皮中层,细胞顶部有少数嗅毛。
(3) **基细胞**:细胞呈锥体形,核圆,染色深,位于上皮基部,靠近基膜排成一层。
2. **固有层**　在薄层结缔组织内可见浆液性的嗅腺(又称鲍曼腺),有的可见腺导管开口于上皮的表面。

二、气管

片号　　**取材**　人气管(横断面)　　**方法与染色**　HE
肉眼　深蓝色的部分为软骨部,粉红色的部分为膜部,凹面为气管黏膜面。
低倍　管壁由内向外分为黏膜、黏膜下层和外膜。
高倍
1. **黏膜**　位于气管最内层,由上皮和固有层构成。
(1) **上皮**:假复层纤毛柱状上皮,纤毛细胞间夹有杯状细胞。纤毛细胞游离面可见纤毛。上皮下基膜较明显,呈粉红色带状结构。
(2) **固有层**:位于上皮下,由结缔组织构成。其中可见纵行弹性纤维(气管横断面上弹性纤维呈红色点状)、气管腺的导管、小血管和淋巴细胞。
2. **黏膜下层**　位于黏膜下方,由疏松结缔组织构成,与固有层无明显界限,其中含有混合性的气管腺及腺导管,可作为黏膜下层的标志。

3. **外膜** 由结缔组织和透明软骨构成。气管膜部由结缔组织和平滑肌构成，其中含有较多的气管腺。

三、肺

片号　　取材　人肺　　方法与染色　HE

低倍　肺表面为浆膜，内部分为实质和间质，实质可分为导气部和呼吸部。

1. 导气部

（1）**肺内小支气管**：管腔较大，管壁由黏膜、黏膜下层和外膜构成。

1）**黏膜**：表面被覆假复层纤毛柱状上皮，纤毛细胞之间夹有杯状细胞，固有层变薄，深层有平滑肌束。

2）**黏膜下层**：位于黏膜深层平滑肌束的外侧，由疏松结缔组织构成，其中含有混合腺。

3）**外膜**：与黏膜下层没有明显分界，由透明软骨片和结缔组织构成，其中所见的小血管为支气管动、静脉的分支，此外，还有小神经束。

（2）**细支气管及终末细支气管**：管腔小于肺内小支气管，壁薄，黏膜突向管腔形成许多纵行皱襞。细支气管的结构特点是起始段上皮与肺内小支气管相似，随后，上皮渐变为单层纤毛柱状，上皮内的杯状细胞和黏膜下层的混合腺及外膜的软骨片明显减少乃至消失，而黏膜固有层的平滑肌相对增多。终末细支气管的结构特点是杯状细胞、混合腺、软骨片完全消失，平滑肌形成完整的环形。

2. 呼吸部

（1）**呼吸性细支气管**：由于管壁上出现肺泡，故管壁很不规则，管壁不完整。上皮为单层柱状上皮或单层立方上皮，其深面有少量的结缔组织与平滑肌束。

（2）**肺泡管及肺泡囊**：与大量肺泡相连而仅在肺泡开口之间留有少许管壁结构的管为肺泡管。相邻肺泡开口之间的肺泡隔末端呈结节状膨大（在HE染色标本呈粉红色）。肺泡囊是许多肺泡的共同开口处，相邻肺泡开口之间无结节状膨大。

（3）**肺泡**：切片中所见的囊泡状结构都是肺泡，相邻肺泡之间的薄层结缔组织为肺泡隔。

高倍　重点观察肺泡和肺泡隔的结构。

肺泡壁两种上皮细胞不易区分，偶尔在肺泡壁上可见较大的立方形细胞突向肺泡腔，为Ⅱ型肺泡细胞。肺泡隔内有丰富的毛细血管及大量的胶原纤维和弹性纤维。

此外，在肺泡隔内常可见到一种体积大的圆形细胞，为肺巨噬细胞。进入肺泡腔的巨噬细胞称为肺泡巨噬细胞。当肺巨噬细胞细胞质内见到被吞噬的黑色炭末颗粒时，则称尘细胞。

四、肺血管色素注入

片号　　**取材**　兔肺　　**方法与染色**　台盼蓝
镜下　标本中见到的蓝色结构都是血管，主要观察下列血管。
1. **肺动、静脉**　标本中较大的蓝色血管大部分是肺动、静脉，但肺动脉与肺静脉两者不易区分。
2. **毛细血管**　呈密集网状，分布在肺泡隔中。

五、肺弹性纤维

片号　　**取材**　人肺　　**方法与染色**　地依红
低倍　标本中棕红色的丝状结构都是弹性纤维。
高倍　在肺的导气部或呼吸部均可见到弹性纤维，肺泡隔内弹性纤维交织成网，肺泡开口周围的弹性纤维多呈环状缠绕。观察时注意肺泡壁内弹性纤维的分布。

六、电镜照片

1. **Ⅱ型肺泡细胞**　细胞游离面有少量微绒毛，细胞质内有嗜锇性板层小体（电子密度较高）。
2. **气-血屏障**　肺泡腔、肺泡表面液体层、Ⅰ型肺泡细胞与基膜、薄层结缔组织、毛细血管基膜与内皮、毛细血管腔。

（韩　芳　刘　虹）

泌 尿 系 统

一、肾

片号　　取材　人肾　　方法与染色　HE

肉眼　此标本为一个肾叶的纵断面，表层深红色部分是肾皮质，深层色浅部分是肾髓质。

低倍

1. **被膜**　是包在肾表面的一层致密结缔组织薄膜。
2. **肾皮质**　位于肾实质的外周部分，包括皮质迷路和髓放线两种结构。

（1）**皮质迷路**：皮质内的许多圆球形结构为肾小体，含有肾小体的部位是肾皮质迷路，在皮质迷路内可见小叶间动、静脉。

（2）**髓放线**：皮质迷路之间的一些纵断直行的肾小管和集合管构成髓放线。

3. **肾髓质**　位于肾皮质的深层，主要由纵行的肾小管和集合管构成。在肾皮质、肾髓质交界处的较大血管为弓形动、静脉。

高倍

1. **肾小体**　呈圆球形，由血管球（或肾小球）和肾小囊构成。

（1）**血管球**：位于肾小体中央，镜下可见大量毛细血管切面及一些蓝色细胞核，位于血管壁上的核为内皮细胞核，而血管之间的球内系膜细胞核和足细胞核不易区分。

（2）**肾小囊**：位于血管球周围的腔隙为肾小囊腔。肾小囊壁层为肾小体外周的单层扁平上皮；包在血管球毛细血管表面的为肾小囊脏层，其细胞即足细胞。

2. **肾小管**

（1）**近端小管曲部**：位于肾小体附近，数目较多，可见各种断面，管腔小而不规则，管壁细胞为锥体形，细胞界限不清，核圆形，位于细胞基部，细胞质嗜酸性较强，染成粉红色，细胞游离面可见刷状缘。

（2）**远端小管曲部**：位于肾小体附近，但数量较少，管腔较规则，由立方上皮构成，细胞质弱嗜酸性，细胞界限较清楚，核圆形，位于细胞中央。有的则在肾小体血管极附近见致密斑，详见示教"致密斑"内容。

（3）**近端小管直部及远端小管直部**：位于髓放线及肾髓质内，结构分别与近端小管曲部和远端小管曲部相似，只是近端小管直部略矮。

（4）**细段**：位于肾髓质，管腔较小，由单层扁平上皮构成，含核部位较厚，核向管腔内隆起。不易与毛细血管区别。通常毛细血管腔内多有红细胞，且内皮较细段上皮薄，核扁，染色深。

3. **集合管** 分布于髓放线内或肾髓质内，管腔较大，管壁由单层立方上皮或单层柱状上皮构成，细胞界限清楚，染色较浅。

二、肾血管色素注入

片号　　取材　兔肾　　方法与染色　卡红明胶

肉眼　区分肾皮质、肾髓质，深红色部分为肾皮质，色浅部分为肾髓质。

低倍　镜下呈红色的结构均为血管。

1. **弓形动、静脉**　位于肾皮、髓质交界处，血管比较粗大，多为横断或斜断面。
2. **小叶间动、静脉**　在皮质迷路内见到的、与皮质表面垂直走行的血管，即小叶间动、静脉。
3. **血管球**　肾小体内红色丝球形结构为血管球，入球和出球微动脉不易区分。
4. **直小动、静脉**　肾髓质内见到的直行小血管为直小动、静脉。

三、输尿管

片号　　取材　人输尿管（横断面）　　方法与染色　HE

低倍　输尿管很细，管腔不规则、呈星形，管壁由内向外分黏膜、肌层及外膜。

高倍

1. **黏膜**　位于输尿管内表面，形成许多纵行皱襞突向腔内，由上皮和固有层构成。
（1）**上皮**：为变移上皮。
（2）**固有层**：位于上皮深层，由结缔组织构成，其中有小血管。
2. **肌层**　为平滑肌，一般为内纵、外环两层平滑肌，中段和下段输尿管在环行肌外还增加一层纵行肌。
3. **外膜**　由结缔组织构成，为纤维膜，其中含有小血管和小神经束。

四、膀胱

片号　　取材　人膀胱　　方法与染色　HE

肉眼　标本中凸凹不平面为黏膜面，黏膜突出形成许多皱襞，表面呈灰蓝色线条的结构为上皮。

低倍 膀胱壁由内向外分黏膜、肌层和外膜三层。

1. **黏膜**

（1）上皮：为变移上皮，由多层细胞构成。切片若为膀胱空虚时，可见细胞层数较多；切片若为膀胱充盈时，细胞层数较少。浅层细胞表面的细胞质染色较深，细胞较大，有的为双核。

（2）固有层：由致密结缔组织构成，可见淋巴细胞浸润，甚至形成淋巴小结。

2. **肌层** 较厚，由三层平滑肌构成，内、外层为纵行肌，中层为环行肌或斜行肌。各肌层界限不清。

3. **外膜** 大部分为结缔组织和间皮构成的浆膜，小部分仅为结缔组织。

五、示教

1. **致密斑**

取材　人肾　　方法与染色　HE

镜下　在靠近肾小体血管极侧的远端小管上皮细胞变高，密集排列，细胞染色浅，细胞核椭圆形、排列紧密，此即致密斑。思考它有何功能。

2. **球旁细胞（近血管球细胞）**

取材　人肾　　方法与染色　猩红法

镜下　在肾小体血管极入球微动脉一侧管壁上，可见几个细胞，细胞质中有蓝色颗粒，细胞界限不清，核呈卵圆形，即肾近血管球细胞。思考它与致密斑的关系怎样。

3. **近曲小管碱性磷酸酶**

取材　大鼠肾　　方法与染色　碱性磷酸酶组织化学方法

镜下　近曲小管腔面刷状缘处呈棕黑色沉淀，为碱性磷酸酶阳性。

六、电镜照片

1. **肾小体**（扫描电镜）　足细胞胞体、初级突起、次级突起。
2. **肾的滤过膜**　有孔毛细血管内皮细胞、基膜、足细胞裂孔膜。
3. **近曲小管上皮细胞**　微绒毛、顶浆小泡、致密小管、细胞核、质膜内褶、线粒体。
4. **远曲小管上皮细胞**　发达的质膜内褶、褶间细胞质内线粒体多而长。
5. **近曲小管上皮细胞碱性磷酸酶**　微绒毛内外侧膜可见电子密度高的碱性磷酸酶分布。

（温　昱　翟效月）

内分泌系统

一、甲状腺

片号　　取材　人甲状腺　　方法与染色　HE

镜下

1. **被膜**　由薄层结缔组织组成。
2. **滤泡**　在甲状腺实质内可见大小不等、圆形或椭圆形的滤泡。滤泡壁由单层上皮围成，滤泡上皮细胞通常为立方形，核圆形。滤泡腔内充满嗜酸性的红色胶质。
3. **滤泡旁细胞**　在滤泡上皮细胞之间及滤泡之间可见单个或成群存在的滤泡旁细胞，此细胞比滤泡细胞稍大，细胞质着色浅。
4. **结缔组织和毛细血管**　分布在滤泡之间。

二、甲状旁腺

片号　　取材　人甲状旁腺　　方法与染色　HE

镜下

1. **被膜**　由薄层结缔组织组成。
2. **主细胞**　圆形或多边形，核圆形，位于细胞中央。细胞质着色较浅，有时呈空泡状。
3. **嗜酸性细胞**　数量少，单个或成群存在，胞体比主细胞大，核小而圆，染色深，细胞质内充满嗜酸性颗粒，故染成红色。

三、肾上腺

片号　　取材　人肾上腺　　方法与染色　HE

肉眼　标本呈三角形或半月形。周围为皮质，中央为髓质。

低倍

1. **被膜**　由结缔组织组成。
2. **皮质**　位于被膜的深层，自外向内依次分为三个带：细胞呈球团状排列，染色深的球状带；细胞排列呈条索状，染色浅的束状带；细胞成索并互相连接成网，染成红色的网状带。

3. **髓质** 中央有一条中央静脉。

高倍

1. **球状带** 此带最薄。由较小的柱状或多边形细胞排列成球团状，核小，着色深，略呈嗜碱性。细胞团间有窦状毛细血管和少量结缔组织。

2. **束状带** 此带最厚。细胞平行排成细胞索，细胞较大，呈多边形，细胞质染色浅，呈空泡状。细胞索间有丰富的窦状毛细血管和少量结缔组织。

3. **网状带** 位于皮质最深层，紧贴髓质。细胞索相互吻合成网，细胞较束状带细胞小，核圆，细胞质嗜酸性，可见棕黄色的脂褐素颗粒。

4. **髓质细胞** 呈多边形，胞体大，核圆，位于细胞中央，细胞排列成索并连接成网。经铬盐处理的标本，细胞质内可见许多黄褐色的嗜铬颗粒，因此细胞质呈棕黄色。髓质中可见数量很少的交感神经节细胞，胞体大而不规则，细胞质染色深，核大而圆，染色浅，核仁明显。

四、垂体

片号　　取材　人垂体　　方法与染色　HE

肉眼 在标本一侧染色深的部分是远侧部，另一侧染色浅的部分是神经部。两者之间为中间部。远侧部上方为结节部。

低倍 外有结缔组织被膜。远侧部细胞密集成团、成索，彼此连接成网，细胞团索之间有丰富的血窦。中间部狭长，可见几个大小不等的滤泡，腔内充满深粉红色胶质。神经部染色最浅，细胞成分少，主要是神经纤维。

高倍

1. **远侧部** 主要由三种细胞和血窦组成。

（1）**嗜酸性细胞**：数量较多，胞体较大，为圆形或多边形，细胞质内含有粗大的嗜酸性颗粒，染成红色。细胞界限清楚，核圆形，多偏心位存在。

（2）**嗜碱性细胞**：细胞大小不等，为圆形或多边形，细胞质内含有嗜碱性颗粒，染成蓝紫色，细胞界限清楚，核圆形。

（3）**嫌色细胞**：数量最多，常成群存在，细胞较小，核圆形，细胞质色浅，细胞界限不清楚。

2. **中间部** 常见大小不等的滤泡，多由较小的细胞围成，滤泡腔内含有粉红色的胶质，滤泡间也散在一些嫌色细胞和嗜碱性细胞。

3. **神经部** 主要由神经胶质细胞和无髓神经纤维组成。

（1）**神经纤维**：数量多，切断方向不一，为无髓神经纤维，染成粉色。
（2）**垂体细胞**：即神经部的神经胶质细胞，位于神经纤维之间，大小和形态不一，细胞质内常含有黄褐色的色素颗粒，核圆形或卵圆形。
（3）**赫林体**：呈嗜酸性，为大小不等的均质状团块。
（4）**血管**：在薄层结缔组织之间有丰富的窦状毛细血管。

五、示教

1. 甲状腺滤泡旁细胞

取材 狗甲状腺　　**方法与染色** 镀银

高倍 在淡染的滤泡上皮细胞之间和滤泡间组织内部都存在滤泡旁细胞，胞体较大，细胞质内充满棕褐色的嗜银颗粒。

2. 赫林体

取材 人垂体　　**方法与染色** HE

高倍 为大小不等、圆形或椭圆形、均质的浅粉红色团块。

六、电镜照片

1. 甲状腺滤泡上皮细胞和滤泡旁细胞

（1）**滤泡上皮细胞**：粗面内质网、高尔基体、分泌颗粒、线粒体、胶质小泡。
（2）**滤泡旁细胞**：细胞质内含有许多致密的圆形分泌颗粒。

2. 肾上腺皮质细胞　管泡状嵴的线粒体、丰富的滑面内质网、脂褐素、糖原颗粒。

3. 肾上腺髓质细胞　分泌颗粒、高尔基体、线粒体。

（漆　智　陈冬艳）

皮　肤

一、指皮

片号　　取材　人指皮　　方法与染色　HE

肉眼　染色较深的部分为表皮，其下方染色较浅的部分为真皮和皮下组织。

低倍

1. **表皮**　为角化的复层扁平上皮，较厚，基底部凸凹不平，与真皮分界清楚。由基底到表面可分为五层结构。

（1）**基底层**：位于基膜上，由一层矮柱状的基底细胞组成。细胞界限不清，细胞质嗜碱性较强，核呈圆形或椭圆形。

（2）**棘层**：在基底层的浅面，由数层多边形的棘细胞组成，核呈圆形。

（3）**颗粒层**：由3~5层梭形的上皮细胞组成，细胞质含有强嗜碱性透明角质颗粒，深蓝色，核呈椭圆形或梭形，染色浅。

（4）**透明层**：较薄，细胞界限不清，为均质透明状，呈弱嗜酸性，细胞核消失。

（5）**角质层**：较厚，角质细胞界限不清，细胞质呈粉红色，可见成行的汗腺导管的断面。

2. **真皮**　可分乳头层和网状层。

（1）**乳头层**：突入表皮底面，呈乳头状，由疏松结缔组织构成，乳头内可见丰富的毛细血管，有的含有触觉小体。

（2）**网织层**：在乳头层的深面，由致密结缔组织构成，其中有较大的血管和大小不等的神经纤维束，深层可见汗腺及环层小体。汗腺分泌部和导管的断面成团分布。从真皮深层到浅层，可见断断续续向上延伸的汗腺导管切面。

3. **皮下组织**　与真皮无明显分界，由疏松结缔组织和脂肪组织构成，富含血管和神经。注意与真皮的区别要点：皮下组织富含脂肪组织。

高倍

1. **表皮**　棘层细胞的周边可见许多细小的棘状突起。颗粒层细胞的细胞质中含有大小不等、形状不一的强嗜碱性透明角质颗粒。

2. **汗腺**

（1）**分泌部**：多成群存在，腺腔小，由单层矮柱状细胞围成，细胞染色较浅，核较圆，位于细胞基部。腺细胞与基膜之间可见扁平梭形的肌上皮细胞。
（2）**导管**：由两层立方形细胞围成，细胞质嗜碱性，着色较深。

二、头皮

片号　　取材　人头皮　　方法与染色　HE
肉眼　表皮较薄，真皮中可见毛根。
低倍
1. **表皮**　为角化的复层扁平上皮，较薄。
（1）**基底层**：细胞中常可见较多的棕黄色的黑素颗粒。
（2）**棘层**：比指皮的棘层薄，细胞质中也可见黑素颗粒。
（3）**透明层和颗粒层**：不明显。
（4）**角质层**：很薄，染成粉红色。
2. **真皮**　结构与指皮相似，可见皮肤附属器。
3. **皮肤附属器**
（1）**毛发**
1）**毛干**：露出皮肤表面的部分，有的已脱落。
2）**毛根**：位于皮肤之内的部分，染成棕黄色。
3）**毛囊**：包裹在毛根的外方，分两层：内层由多层上皮细胞构成，为上皮性根鞘，向上与表皮深层相连续，向下与毛根相融合；外层由结缔组织构成，为结缔组织性根鞘。
4）**毛球**：毛根与毛囊末端融合并膨大，为毛球。
5）**毛乳头**：毛球底面内陷，有结缔组织突入，为毛乳头，可见血管和神经。
6）**毛母质**：为围绕毛乳头的一层上皮，细胞内含有黑素颗粒。
（2）**皮脂腺**：位于毛囊与表皮呈钝角的一侧，分泌部呈泡状，染色浅，导管短，与毛囊相连。
（3）**竖毛肌**：在皮质腺的下方、毛囊与表皮成钝角的一侧，可见一斜行的平滑肌束，即竖毛肌，一端与真皮浅层相连，另一端与毛囊的结缔组织性根鞘相连。
（4）**汗腺**：与指皮中所见的相同。
高倍　观察皮脂腺的结构。
1. **分泌部**　周边的基细胞小，愈向中心细胞愈大，细胞呈多边形，细胞质染色愈浅，含有的空泡愈多。
2. **导管部**　较短，由复层鳞状上皮构成，开口于毛囊。

三、体皮

片号　　取材　人腹壁皮肤　　方法与染色　HE
镜下　基本结构与头皮相似，但毛发细小、稀少，皮脂腺和竖毛肌不如头皮发达。

四、电镜照片

1. **角质形成细胞**　可见相邻基底细胞之间以桥粒相连。
2. **朗格汉斯细胞**　网球拍状的伯贝克颗粒、线粒体。

（黄文峰　肖长义）

感 觉 器 官

一、眼球前半部

片号　　取材　人眼球前半部（水平断面）　　方法与染色　HE
肉眼　辨认角膜、巩膜、虹膜、睫状体和晶状体，明确前房、后房及瞳孔的位置。
低倍
1. **纤维膜**　从前向后依次分为角膜、巩膜。
（1）**角膜**：位于眼球前方，染成粉红色，表面有上皮。
（2）**巩膜**：与角膜连续，主要为致密结缔组织。角膜边缘处有球结膜附于巩膜表面。球结膜的上皮基底面不平坦，下方为疏松结缔组织，其中有血管。
2. **血管膜**　自前向后依次分为虹膜、睫状体、脉络膜。
（1）**虹膜**：根部与睫状体相连，由富含血管和色素细胞的结缔组织构成。
（2）**睫状体**：自虹膜根部向后延续，切面为三角形。
（3）**脉络膜**：位于睫状体之后，为富含血管和色素细胞的结缔组织。脉络膜的最内层是一层均质透明的薄膜，即玻璃膜。
3. **视网膜**　此切片可见视网膜的边缘部分。视网膜衬于脉络膜内面，由多层细胞构成（详见"眼球后半部"）。
4. **晶状体**　为虹膜之后的椭圆形体，染成深红色。
5. **玻璃体**　位于晶状体之后，其中的胶状体多因制片而流失。有时可见玻璃体囊。
高倍
1. **角膜**　从前向后共分五层。
（1）**角膜上皮（前上皮）**：为未角化的复层扁平上皮，由 5~6 层细胞组成，上皮基底面平直，无乳头结构。
（2）**前界层**：为一层染色浅的均质膜。
（3）**角膜基质**：较厚，由许多与表面平行排列的胶原纤维组成，此为规则的致密结缔组织，其间有少量的成纤维细胞。
（4）**后界层**：为一层较薄的透明膜。
（5）**角膜内皮（后上皮）**：为单层扁平上皮。
2. **角膜缘**　为巩膜前方和角膜移行处，可见以下结构。

（1）**巩膜距**：位于前房角外方，是巩膜的内面向前方伸出的嵴状突起。

（2）**巩膜静脉窦**：在巩膜距的前外侧，为一环行管道，切面上呈圆形或椭圆形小腔，腔壁衬有扁平的上皮细胞。

（3）**小梁网**：在巩膜静脉窦的内侧，为一染色浅的区域，切面呈网状，可见细胞核。

3. **虹膜** 自前向后依次分为虹膜基质、虹膜上皮。

（1）**虹膜基质**：为疏松结缔组织，富含血管和色素细胞。在虹膜的前表面，由一层不连续的成纤维细胞和色素细胞构成前缘层，在前房角处与角膜内皮相连。

（2）**虹膜上皮**：由两层细胞构成。后层细胞充满色素，为色素上皮层；前层细胞特化为瞳孔开大肌和瞳孔括约肌，在切片中，前者位于色素上皮前方，染成粉红色的一条；后者位于虹膜瞳孔边缘部，为横断的平滑肌束。

4. **睫状体** 自外向内分三层，依次为睫状肌、基质、上皮。

（1）**睫状肌**：由纵行、放射状和环行的平滑肌构成。

（2）**基质**：为富含血管的结缔组织。

（3）**上皮**：由两层细胞组成，外层细胞富含色素，为色素上皮层；内层细胞无色素，为非色素上皮层。

5. **晶状体** 外面透明均质的薄膜为晶状体囊；前方的晶状体上皮为单层立方上皮；晶状体后部为晶状体纤维，赤道部纤维有核。晶状体中心部的纤维无细胞核，称晶状体核。睫状体和晶状体之间有断续的纤维状结构，称睫状小带。

二、眼球后半部

片号　　取材　人眼球后半部（水平断面）　　方法与染色　HE

肉眼 有的眼球后壁中、外方可见视神经。

低倍 从外向内依次可区分眼球壁的三层结构。

1. **巩膜** 为致密结缔组织，含有的细胞数量少。
2. **脉络膜** 为疏松结缔组织，含有丰富的血管及大量的色素细胞。最内层为玻璃膜。
3. **视网膜** 由多层细胞组成。
4. **视神经乳头** 染色浅，由视神经纤维组成，其中可见视网膜动、静脉。

高倍 视网膜自外向内主要由四层细胞组成。

1. **色素上皮层** 位于玻璃膜内面，由单层矮柱状细胞组成，核圆形，染色浅，细胞内含有棕黄色色素颗粒。
2. **视细胞层** 视细胞又称感光细胞，该层位于色素上皮层的内侧。视细胞由视锥细胞和视杆细胞组成，在光镜下不易区分两种细胞，其核聚集排列成一层，树突部分（视锥和视杆）伸向色素上皮层，染色浅。轴突伸向双极细胞层。

3. **双极细胞层** 位于视细胞层的内侧,由双极细胞和水平细胞组成,细胞界限不清。细胞核圆形或椭圆形,密集排列成一层,其突起在光镜下不易分辨。

4. **节细胞层** 位于视网膜的最内侧,由胞体较大的节细胞组成,细胞排列疏松,核大而圆,染色浅,核仁清楚。其轴突汇集在一起形成视神经。

三、眼睑

片号　　取材　人眼睑（矢状断面）　　方法与染色　HE

镜下　自皮肤面向内依次为以下结构。

1. **皮肤** 结构与有毛皮相同。注意眼睑缘结构特点:近睑缘处有睫毛,此处的皮脂腺又称睑缘腺（Zeis 腺）。汗腺腺腔大,开口于睫毛毛囊或睑缘,称睫毛腺（Moll 腺）。

2. **皮下组织** 薄层疏松结缔组织,脂肪细胞少。

3. **肌层** 可见粗大的骨骼肌束（横断）,为眼轮匝肌。

4. **睑板** 由致密结缔组织组成,染色浅而均匀。睑板内的皮脂腺为睑板腺,可见染色较浅的腺泡和染色较深的导管断面,在睑缘附近可见导管的开口。

5. **睑结膜** 为复层柱状上皮,在睑缘处与皮肤移行,上皮下方有薄层疏松结缔组织。

四、内耳

片号　　取材　豚鼠内耳　　方法与染色　镀银

肉眼　在切片上找到耳蜗,可见中央的蜗轴（粉红色）及其两侧骨蜗管的圆形横断面。

低倍

1. **蜗轴** 由骨组织构成,除骨细胞、骨板外,可见蜗神经和螺旋神经节,其形状不同、大小不等。节内神经细胞密集,染色较深。

2. **骨蜗管** 位于蜗轴两侧,断面呈圆形或卵圆形,周围的壁均为骨质。一个骨蜗管的断面可分为三部分:上部为前庭阶,下部为鼓室阶,中部为膜蜗管。膜蜗管的断面呈三角形,其上壁为前庭膜,外侧壁为血管纹,下壁为骨螺旋板和膜螺旋板（基底膜）。

高倍

1. **膜蜗管**（耳蜗管）

（1）**前庭膜**:很薄,两侧覆盖单层扁平上皮,中间夹有少量结缔组织。

（2）**血管纹**:为复层柱状上皮,上皮内可见毛细血管,上皮下方为螺旋韧带。

（3）**基底膜**:从骨螺旋板至螺旋韧带间的薄膜,基底膜上方的上皮特化为螺旋器,其下方为单层扁平上皮。

2. 螺旋器

（1）**柱细胞**：内、外柱细胞并列于基底膜上，细胞基底部宽大，上部细而长，彼此分开，顶部彼此嵌合围成三角形的内隧道。细胞核圆形，位于细胞基部。

（2）**指细胞**：位于内、外柱细胞的两侧，切面上内指细胞1个，位于内柱细胞的内侧；外指细胞3~4个，位于外柱细胞的外侧。指细胞呈长柱形，基底部位于基底膜上，上端有指状突起；细胞核圆形，位于细胞上部。

（3）**毛细胞**：内毛细胞呈烧瓶形，位于内指细胞上方；外毛细胞呈柱状，位于外指细胞上方。毛细胞核圆形，位于细胞基部，细胞顶端可见静纤毛。

（4）**盖膜**：为胶质膜，起于螺旋缘，覆盖在螺旋器上方。

五、示教

1. 椭圆囊斑和球囊斑

取材 豚鼠内耳　　**方法与染色** 镀银

镜下

（1）**上皮**：上皮细胞形态不能分辨，只能看到一些散在的细胞核。固有层结缔组织增厚，略高于周围。

（2）**位觉砂膜（耳石膜）**：为上皮表面的均质膜。

2. 壶腹嵴

取材 豚鼠内耳　　**方法与染色** HE

镜下 结构与位觉斑大致相同，上皮细胞也不能分辨。上皮表面的壶腹帽为胶状物质，呈灰色圆顶状。

六、电镜照片

1. **视细胞（视锥细胞和视杆细胞）** 中间狭窄处为内节和外节连接部，可见纤毛及基体，外节内可见板层状膜盘。内节含有密集的线粒体。

2. **螺旋器**（扫描电镜） 内、外柱细胞形成的内隧道。外指细胞：指状突起顶部形成的网状膜；内、外毛细胞：每个毛细胞的游离面有静纤毛，其顶端从指细胞的指状突起形成的网孔中伸出，游离面的静纤毛呈"V"或"W"形排列。

（张丽红　周国民）

男性生殖系统

一、睾丸与附睾

片号　　取材　人睾丸与附睾　　方法与染色　HE

肉眼　标本一侧呈半圆形、致密、染色深的部分为睾丸。另一侧椭圆形、疏松、色淡的部分为附睾,两者之间的粉红色部分为睾丸纵隔。

（一）睾丸

低倍

1. **白膜和纵隔**　睾丸表面有一层致密结缔组织,即白膜。白膜在睾丸与附睾相邻处增厚,内有不规则的腔隙,此处为睾丸纵隔,纵隔内可见一些不规则的腔隙即睾丸网。

2. **生精小管和直精小管**　白膜下可见上皮管道管径较粗、管壁较厚、由数层细胞组成的生精小管；靠近睾丸纵隔,管径很小,由单层上皮构成者为直精小管。生精小管的基部为一层基膜,基膜以内为数层大小不等的细胞。紧贴基膜外的梭形细胞为肌样细胞。生精小管之间的结缔组织为睾丸间质,其中胞体较大的嗜酸性细胞为间质细胞。

高倍

1. **生精小管**　由生精上皮构成,生精上皮由支持细胞和5~10层生精细胞组成。有明显的基膜,贴近基膜处可见呈扁梭形的肌样细胞。注意观察各级生精细胞和支持细胞的形态特点。

（1）**生精细胞**

1）**精原细胞**：位于基膜上,细胞呈圆形或椭圆形,胞体较小,核圆形,染色较深。

2）**初级精母细胞**：在精原细胞的内侧,2~3层,胞体较大,呈圆形,核大,常呈有丝分裂状态。

3）**次级精母细胞**：在初级精母细胞的内侧,胞体较小,结构与初级精母细胞相似。因其停留时间较短,所以在切片上不易见到。

4）**精子细胞**：位于近管腔处,细胞体积很小,细胞质嗜酸性,核圆且染色很深。

5）**精子**：为成熟的生精细胞,靠近管腔,形似蝌蚪,在切片中可分出头和尾部。精子头部小,呈梨形,染色很深。

（2）**支持细胞**：位于各级生精细胞之间,其基底部位于基膜上,游离面至腔面,单层排列,细胞轮廓不清。核较大,形状不规则,多呈卵圆形或三角形,染色浅,核仁明显。

2. **睾丸间质细胞** 多成群存在于生精小管间的结缔组织中。细胞呈圆形或多边形，核圆，居中，细胞质嗜酸性。

（二）附睾

低倍 若切片为附睾尾部，可见许多附睾管的断面，管腔规则；若切片为附睾头部，则可见输出小管的断面，管腔不规则，腔面起伏不平、呈波浪状。

高倍

1. **被膜** 由结缔组织组成。
2. **输出小管** 管壁上皮由高柱状纤毛细胞和矮柱状无纤毛细胞相间排列而成，故管腔不规则，腔面起伏不平。基膜外有少量平滑肌环绕。
3. **附睾管** 管壁上皮为假复层柱状上皮，管腔规则，由两种细胞组成：一种为基细胞，位于基膜上；另一种是柱状细胞，呈高柱状，核椭圆形，细胞游离面有排列整齐的静纤毛。上皮基膜外侧有薄层平滑肌围绕。

二、精子

片号　　取材　人精液　　方法与染色　涂片，铁苏木精

镜下 观察精子的全貌，呈蝌蚪状。精子头部椭圆形，色深，尾部呈细线状。

三、输精管

片号　　取材　精索（横断面）　　方法与染色　HE

肉眼 为一圆形断面，管壁厚，中央有一窄腔。

镜下 输精管管腔不规则，管壁分三层，由内向外依次为以下结构。

1. **黏膜** 形成皱襞突入腔内，上皮为假复层柱状上皮，有的可见纤毛，固有层很薄。
2. **肌层** 较厚，由内纵、中环、外纵三层平滑肌组成。
3. **外膜** 为疏松结缔组织，内有较多血管。

四、前列腺

片号　　取材　人前列腺　　方法与染色　HE

镜下

1. **被膜** 腺的被膜与支架组织均由富含弹性纤维和平滑肌的结缔组织组成。
2. **腺泡** 腺腔较大，可见上皮及结缔组织呈许多皱襞伸入腔内，致使腔面不规则。上皮形态不一，可为单层立方、单层柱状或假复层柱状。腺泡腔内常含有嗜酸性板层小

体，呈圆形或椭圆形，称前列腺凝固体（可钙化为前列腺结石）。

3. **导管** 为单层柱状或立方上皮，与腺泡不易区别。

五、电镜照片

1. **支持细胞** 细胞核、细胞质内高尔基体较发达、丰富的粗面内质网、滑面内质网、线粒体、脂滴、溶酶体和糖原颗粒，并有许多微丝和微管。

2. **间质细胞** 细胞核、大量的滑面内质网、高尔基体、管状嵴的线粒体。

3. **精子** 精子头部（细胞核）、颈段（中心体）、中段（螺旋排列的线粒体）、主段、末段（轴丝）。

（洪　伟　郑丽娜）

女性生殖系统

一、卵巢

片号　　**取材**　猫卵巢　　**方法与染色**　HE

肉眼　卵巢的周边部为皮质，其中可见大小不等的卵泡，中央较疏松的部分为髓质。

低倍　卵巢的表面覆有单层扁平上皮或立方上皮。其下方由致密结缔组织构成白膜。

1. **皮质**　在卵巢的周边部，含有不同发育阶段的各级卵泡、黄体和卵泡间的结缔组织等。

（1）**原始卵泡**：位于皮质浅层，数量多，体积小，中央有一较大的初级卵母细胞，核大而圆、色浅、核仁清楚，初级卵母细胞周围有一层扁平的卵泡细胞。

（2）**初级卵泡**：中央为增大的初级卵母细胞，表面有一层嗜酸性均质的透明带。卵泡细胞为单层立方、柱状或多层扁平。

（3）**次级卵泡**

1）**卵泡腔**：初级卵母细胞周围的卵泡细胞增生为多层，卵泡细胞间出现一些大小不一的腔隙，继而汇合成一个较大的腔，即卵泡腔，内含卵泡液。

2）**卵丘**：由初级卵母细胞、透明带及周围的一些卵泡细胞组成。紧靠透明带的一层卵泡细胞为放射冠。

3）**颗粒层**：卵泡腔周围的构成卵泡壁的卵泡细胞。

4）**卵泡膜**：由卵泡周围的梭形细胞形成，分内、外两层。

①**内层**：含较多的多边形或梭形的膜细胞及丰富的小血管。

②**外层**：纤维多，血管少，细胞也少，并有少许平滑肌细胞。

（4）**成熟卵泡**：突向卵巢表面，卵泡腔很大，颗粒层相应变薄。标本上很难见到。

（5）**闭锁卵泡**：可见有的卵泡的卵母细胞核固缩，形态不规则；卵泡细胞小且分散分布。有的卵母细胞和卵泡细胞消失，透明带塌陷或缺如。有的次级卵泡膜细胞肥大，变成多面形的上皮样细胞，即间质细胞，被结缔组织和血管分割成散在细胞团或细胞索，称为间质腺。

2. **髓质**　由疏松结缔组织构成，其中富含血管、神经。

二、输卵管

片号　　取材　人输卵管壶腹部（横断面）　　方法与染色　HE

肉眼　腔内有很多皱襞，内面染成紫色的部分为黏膜，周围染成红色的部分为肌层。

低倍　可见管壁分三层。

1. **黏膜**　形成许多皱襞突入管腔，上皮为单层柱状，由纤毛细胞和分泌细胞组成，后者无纤毛。固有层较薄，由结缔组织构成。
2. **肌层**　由内环、外纵两层平滑肌及结缔组织构成。
3. **浆膜**　由间皮富含血管的疏松结缔组织构成。

三、子宫

（一）子宫（增生期）

片号　　取材　人增生期子宫　　方法与染色　HE

肉眼　标本上着色深的一侧为内膜面。

低倍

1. **内膜**　可见上皮及固有层。固有层内有各种断面的子宫腺，腺管较直，腺腔较规则。
2. **肌层**　由很厚的平滑肌组成。肌纤维分层排列，血管很多。
3. **浆膜**　成于结缔组织和间皮。

高倍　着重观察子宫内膜。

1. **上皮**　为单层柱状上皮，由纤毛细胞和分泌细胞组成。
2. **固有层**　由结缔组织组成，含有大量梭形的基质细胞、大量的淋巴细胞及夹杂其间的粒细胞、巨噬细胞等。子宫腺腺细胞染色较深，腺腔狭窄且规则，螺旋动脉位于基底层的深部。

（二）子宫（分泌期）

片号　　取材　人分泌期子宫　　方法与染色　HE

肉眼　颜色较深的一侧为内膜，其余部分为肌层。

低倍　与增生期子宫内膜对比，分泌期的内膜有如下改变。

1. **内膜**　较增生期厚，呈海绵状。
2. **子宫腺**　扩张、弯曲，腺腔扩大，断面呈星形，腔内可见粉红色分泌物。
3. **血管**　可见成串的小动脉横断面，为弯曲走行伸入内膜浅层的螺旋动脉。

高倍　着重观察子宫内膜。

1. **上皮** 为单层柱状，少数细胞有纤毛。
2. **固有层** 成于富有细胞的幼稚结缔组织。
（1）**基质细胞**：体积较大，核椭圆形，染色质细小，细胞质着色浅。
（2）**子宫腺**：亦为单层柱状上皮，腺细胞较增生期变高、变大，染色较浅，腺腔扩大呈星形，其内充满粉红色分泌物。
（3）**血管**：小动脉即螺旋动脉，管腔圆而小，壁厚。内膜浅层的窦状毛细血管充血扩张。

四、子宫颈和阴道

片号　　取材　人子宫颈和阴道　　方法与染色　HE

肉眼 表面染色深的是黏膜，粉色部分是肌层。厚者是子宫颈部，表面黏膜不整齐；薄者为阴道部；两者之间为子宫颈阴道部。

镜下

1. 子宫颈
（1）**黏膜**：表面形成高大分支的皱襞，相邻皱襞之间的裂隙形成腺样的隐窝，隐窝内有分泌物。黏膜上皮为单层柱状，由分泌细胞、纤毛细胞和储备细胞组成。子宫颈阴道部的黏膜上皮是复层扁平上皮。
（2）**肌层**：由平滑肌构成。
（3）**外膜**：为纤维膜。

2. 阴道
（1）**黏膜**：表面有许多皱襞，上皮为未角化的复层扁平上皮，固有层由富有弹性纤维的致密结缔组织组成，血管丰富。
（2）**肌层**：为内环、外纵两层平滑肌。
（3）**外膜**：为纤维膜。

五、乳腺

（一）静止期乳腺

片号　　取材　人静止期乳腺　　方法与染色　HE

镜下 静止期乳腺的结缔组织和脂肪组织发达，将腺体分为小叶。腺泡稀少，处于萎缩状态，导管不发达。小的导管与腺泡很难区别。

（二）授乳期乳腺

片号　　取材　人授乳期乳腺　　方法与染色　HE

镜下 结缔组织较少，有许多处于不同分泌阶段的腺泡，有的腺上皮呈高柱状，细胞质内有许多脂肪滴（脂质已被乙醇溶去）；有的呈立方形，脂肪滴甚少；有的呈扁平形，几乎看不出有脂肪滴存在，腺腔很大，其中分泌物染成粉红色。小叶间导管上皮由单层立方或柱状上皮组成。

六、示教

黄体
取材 人卵巢　　方法与染色　HE

镜下 可见排列不规则的细胞团或索。颗粒黄体细胞：胞体较大，呈多边形，细胞质着色较浅，嗜酸性，核大，呈泡状，核仁明显。膜黄体细胞：细胞体积小，染色深。

七、电镜照片

1. **卵泡** 卵母细胞、透明带、放射冠。
2. **黄体细胞** 少量粗面内质网、大量滑面内质网、管状嵴线粒体、脂肪滴和游离核糖体。
3. **子宫上皮细胞** 粗面内质网、高尔基体、线粒体、分泌颗粒、微绒毛。

（李晓明　郑　玮）

胚胎学
Embryology

胚胎学是研究个体发生和发展规律的科学。

人体胚胎发育过程是一个复杂的连续变化过程。除理论讲述外，胚胎学实习也是了解胚胎演变的一个重要手段。人的胚胎材料非常难得，各月份胎儿标本来之不易，更要珍惜。实习课以观察胚胎模型为主，辅以光镜的切片及整装标本、胚胎实物标本、图解、照片、录像等手段，帮助学生了解每个重要发育阶段胚胎的外部及内部的主要结构及其演变过程，并把发育过程有机地联系起来，对胚胎的发育建立起发生、发展变化的动态概念及立体概念。掌握胚胎正常发育的同时，还要求掌握常见畸形胚胎。

（石玉秀）

一、受精至胚泡形成（第1周）

观察模型
1. 受精卵
2. 卵裂
3. 桑葚胚
4. 胚泡

在模型上指出**滋养层、内细胞群、胚泡腔和极端滋养层**。

二、二胚层期（第2周）

观察模型
1. 重点观察内细胞群的演变，掌握**上胚层**（初级**外胚层**）、**下胚层**（初级**内胚层**）、**卵黄囊**及**羊膜腔**等结构的来源及演变过程。
2. 在模型上指出：**二胚层胚盘、羊膜腔、初级卵黄囊、次级卵黄囊、体蒂、胚外体壁中胚层、胚外脏壁中胚层**和**胚外体腔**。观察此时二胚层胚盘是什么形状、由哪几个胚层组成，注意体蒂与二胚层胚盘的位置关系。

三、三胚层期（第3周）

（一）观察模型
1. 3周初人胚　从外形可见羊膜、卵黄囊、体蒂及突入其内的尿囊。拿掉部分羊膜和卵黄囊，露出胚盘，观察胚盘。
（1）**背面观**：可见神经板、原结、原窝和原条。

（2）**腹面观**：可见内胚层。

（3）**胚体正中矢状断面**：可见外胚层的神经板、原结、原条，中胚层和脊索，内胚层。脊索的头端可见口咽膜，原条的尾侧可见泄殖腔膜。

2. **3周末人胚** 此模型显示胚盘及体蒂，胚盘边缘保留部分羊膜和卵黄囊的壁。

（1）**胚盘背面观**：可见神经褶、神经沟和尾端的原条。

（2）**胚盘腹面观**：可见原始消化管（也称原肠）。前肠和后肠都很短。

（3）**胚体中部横断面**：①外胚层：可见体表的外胚层、神经沟、神经褶；②中胚层：可见脊索两侧的体节、间介中胚层、体壁中胚层和脏壁中胚层；③内胚层。

（二）镜下观察示教

各种动物在其胚胎发生早期基本上是相同的，因此选择鸡胚进行观察，以了解人胚之构造。

1. **原条时期鸡胚**（切片）

取材 孵化18 h的鸡胚（横断面） **方法与染色** HE

镜下 可见三层细胞，从背侧开始依次为以下结构。

（1）**外胚层**：为背侧表面的一层细胞，呈柱状。外胚层中央向下凹陷，称为原沟。原沟与其两侧细胞增厚的部位共同构成原条。

（2）**中胚层**：从原条下方细胞向两侧伸延，细胞呈索条状排列。

（3）**内胚层**：为胚体内表面的一层细胞，呈立方形。

2. **原条时期鸡胚**（整装标本）

取材 孵化16~18 h的鸡胚 **方法与染色** 胭脂红

镜下 三胚层时期，胚盘呈梨形盘状。此标本是切掉卵黄囊后，由背面观察胚盘状况，所以三胚层是不能区分的。应结合同时期的标本，把它们联系起来观察，这样既可以看清外观，又可以了解内部结构。

（1）**胚盘**：呈梨形，染色较浅，可见其中有以下构造。

1）**原条**：胚盘正中线上有染色较深的索条状结构。

2）**原沟**：在原条中央，色较浅。

3）**原结**：原条前端稍膨大之处为原结，其中央色浅处为原窝。

（2）**胚盘周围**：染色较暗，此处以后发生血岛与血管。

四、体节期（第4周）

（一）观察模型

1. **4周初人胚** 胚体呈圆柱状，神经沟两侧的神经褶已愈合形成神经管，此时，前、后神经孔未闭；可见体节，腹侧出现心膨大，中肠缩小。

胚体正中矢状断面：可见神经管、脊索、原始消化管、口咽膜、泄殖腔膜、尿囊及心脏。

2. **4 周末人胚** 前、后神经孔均闭合，卵黄囊变细，口凹周围出现三对鳃弓，体节明显，约 25 对，心膨大明显。

（二）镜下观察

1. **体节时期鸡胚**（切片）

片号　　取材　孵化 48 h 的鸡胚（横断面）　　方法与染色　HE

镜下

（1）**外胚层**：覆盖于胚体表面，由一层细胞构成。

（2）**神经管**：位于胚体背侧中央，呈管状，管壁由假复层柱状上皮围成，染色深。

（3）**脊索**：为神经管腹侧的一个圆形、较小的细胞团。

（4）**体节**：位于脊索两侧，细胞排列呈方块状。

（5）**间介中胚层**：位于体节外方的细胞索，切片上为一圆形细胞索。

（6）**侧中胚层**：于间介中胚层的外方，分为两层，与外胚层相贴的为体壁中胚层；与内胚层相贴的为脏壁中胚层；两层之间的腔隙为胚内体腔，与胚外体腔相通。

（7）**内胚层**：位于胚体腹侧，由一层细胞组成。

2. **体节时期鸡胚**（整装标本）**示教**

取材　孵化 48 h 的鸡胚　　方法与染色　胭脂红

镜下　在胚盘部分可见以下结构。

（1）**体节**：在胚盘中央，很明显有两排方块状的细胞团，即体节。它三面游离，仅外侧与周围组织相连。

（2）**间介中胚层**：为体节外侧一浅色窄条状结构，因此处细胞少些，故染色较浅。

（3）**中胚层**：在间介中胚层的外侧染成深粉色的一条结构为中胚层，其外侧淡染的一宽条结构为胚内体腔。

（4）**神经管**：在两排体节之间，其管壁染色深，左右呈两深紫色条，而中央是管腔，故染色较浅，在神经管的前端可看到数个膨大的脑泡及一对视泡；神经管后端尚未闭合，仍然敞开，两侧染色深的为神经褶，而中央色浅处为神经沟。

（5）**原条与原结**：已退缩到胚的尾端，原结明显可见。

（6）**心管**：在脑泡腹侧尚可见屈曲膨出的心管，其尾端与左、右卵黄囊静脉相连。

（7）**前肠**：在心管与神经管之间，可见较宽且长的囊状结构，即前肠。

五、器官发生期（第 5 至 8 周）

观察模型

此期主要特征：胚体呈"C"形，躯干变直，头部逐渐抬起，眼、耳、鼻、颜面逐渐形成，出现上、下肢芽，尾突渐不明显，直至消失；脐带明显；心、肝隆起明显；头颈部渐分明；外生殖器已发生，但不能分辨性别。

六、胎儿期（第 9 周至出生）

观察胎儿实体瓶装标本
1. 观察各月正常胎儿甲醛浸渍标本。注意胎儿外形、大小及所见器官的演变。
2. 观察多胎与常见畸形（联体、无脑畸形、脊髓裂、脊柱裂、唇裂等）的甲醛浸渍标本。

（刘佳梅　陈　东）

七、胎膜与胎盘

（一）观察模型

在模型上找出胎膜、羊膜、卵黄囊、尿囊、脐带、绒毛膜。观察足月胎盘的形态大小及构造。注意甲醛浸渍标本的羊膜、胎盘、脐带与胎儿之间的关系。

（二）镜下观察

胎盘

1. 晚期胎盘

片号　　取材　成熟胎儿的胎盘　　方法与染色　HE

肉眼　切片的光滑面为胎盘的胎儿面，相对的一面为胎盘的母体面。

低倍　从胎儿面开始依次可见以下结构。

（1）**羊膜**：覆盖胎儿面，由单层立方或单层柱状上皮构成。

（2）**绒毛膜板**：为羊膜下方较厚的组织，染成淡粉色，其中含有较大的血管。

（3）**绒毛**：切面形状不同，周边围以滋养层细胞，中轴呈浅粉色为胚性结缔组织，可见两三个血管断面。

（4）**绒毛间隙**：为绒毛之间的空隙，含有血细胞。

（5）**底蜕膜**（也称基蜕膜）：覆盖胎盘的母体面，含有较多的蜕膜细胞，细胞呈多角形或椭圆形，核圆，细胞质明亮。

高倍　观察绒毛结构。

（1）**合体滋养层**：位于绒毛最外面，细胞核小，染色较深，排列疏密不均，无细胞界限。

（2）**细胞滋养层**：几乎都退化，难以见到。

（3）**绒毛中轴组织**：细胞梭形，胶原纤维细小，染成浅粉色。其中毛细血管丰富。

2. 早期胎盘（示教）

取材　2~3个月胎儿胎盘　　方法与染色　HE

高倍　可见结构与晚期胎盘相同，只是细胞滋养层未退化。绒毛的结构特点：外周是细胞界限不清的合体滋养层，其内侧为细胞滋养层；绒毛中轴为胚外中胚层，其内可见少量的毛细血管。相邻绒毛之间的腔为绒毛间隙。

（彭　谨　陈　东）

八、器官发生胚胎模型的观察要点及相关畸形发生原因的思考

颜面和腭的发生

（一）颜面的形成

1. 观察模型　这组模型显示的是第4~8周人胚颜面的形成过程。选择如下几个时期重点观察。

（1）4周末人胚：在头部原始口腔周围，可见五个隆起：额鼻突，左、右上颌突，左、右下颌突。

（2）6周人胚：除上述隆起外，在每个鼻窝两侧各形成一个内侧鼻突和一个外侧鼻突。鼻窝下缘与原始口腔以沟相通。

（3）8周人胚：相应的隆起不断地接近，最后合并，形成上颌、下颌、人中、鼻尖、鼻梁、颊部等，8周人胚面部初具人形。

综合全套模型，说明颜面各部分的由来及演变。

2. 常见畸形

（1）唇裂：是最常见的先天性颜面畸形，好发于上唇，有时伴有腭裂，多是上颌突与同侧的内侧鼻突未融合所致，故裂沟位于人中外侧。

（2）面斜裂：裂沟从上唇延伸到眼眶内侧缘。根据模型，分析面斜裂产生的原因。

（二）腭的发生

1. 观察模型（或图解）

（1）口腔顶部表面观：了解正中腭突（一个）和左、右外侧腭突的来源及位置。

（2）三突合并形成腭：了解三个突起合并的过程及各形成腭的哪个部分。切齿孔的成因。

2. 常见畸形

腭裂：呈现多种类型，有因正中腭突与外侧腭突未融合而致的前腭裂（单侧或双侧，

常伴发唇裂），有因左、右外侧腭突未愈合而致的正中腭裂，还有两者复合的完全腭裂。

（刘运来　李成仁）

消化系统和呼吸系统的发生

（一）原始消化管的形成和分化

观察模型　人胚发育至第3周末，内胚层在胚体内形成了一条纵行的管道，称为原始消化管。

（1）在原始消化管上分清前肠、中肠和后肠三段。

（2）观察前肠头端膨大形成的原始咽及后肠末端的泄殖腔。

（二）咽囊的演变及甲状腺的发生

1. 观察模型

（1）了解咽囊的位置、数量及咽囊、鳃弓和鳃沟的关系。

（2）掌握中耳、鼓膜、咽鼓管、胸腺和甲状旁腺的始基、发生部位及演变过程。

（3）在原始咽底壁正中线，相当于第1对咽囊的平面上，可见甲状舌管。思考甲状舌管怎样演化成甲状腺。

2. 常见畸形

甲状舌管囊肿：甲状腺发生中常见的畸形。甲状舌管退化不完全，残余部分产生了囊肿。

（三）消化管与消化腺的发生

1. 观察模型

（1）原始消化管：思考前肠、中肠和后肠各演变成消化管的哪一段。参照图解，理解肠袢及肠的旋转。

（2）肝与胰的发生

1）5周：在前肠可见肝憩室分化形成的肝和胆囊，还可看到腹胰及背胰。

2）6周和7周：因消化管的转动和管壁的不均匀生长，腹胰和背胰越来越接近。

3）出生前：腹胰与背胰合为一体。

2. 常见畸形

（1）脐肠瘘：卵黄蒂未闭，回肠与脐之间以管道相通。生后可见脐部有粪溢出。

（2）回肠憩室：又称麦克尔憩室，是由于卵黄蒂退化不全引起的肠壁上盲囊。

（3）肛门闭锁（不通肛）：由肛膜未破或肛凹未能与直肠末端相通引起。

（四）呼吸系统的发生

在原始消化管模型上，原始咽的底部可见气管与肺芽。左右肺芽分别形成左右支气管及左右肺。思考呼吸系统原基的名称是什么，是怎样形成的。

思考内胚层演变形成消化系统和呼吸系统各器官的什么结构，其余结构来自何处。

（张宏权　魏潇凡）

泌尿系统和生殖系统的发生

（一）泌尿系统的发生

1. 观察模型

（1）5周人胚胚体后半部：除神经管、背主动脉和后主静脉外，还可见一对发育着的中肾（来源于哪个胚层？）。横断面上可见中肾管（与前肾管有什么关系？）、中肾小管、肾小囊及背主动脉分支形成的血管球。中肾管尾端入泄殖腔。输尿管芽已分化为输尿管、肾盂、肾盏和集合小管（肾单位来源于什么组织？）。输尿管仍与中肾管末端相连。

（2）6周人胚胚体后半部：泄殖腔头端已被尿直肠隔分成两部分，腹侧的尿生殖窦有中肾管与输尿管进入，背侧称为什么？

（3）8周人胚胚体后半部

1）尿直肠隔已把泄殖腔和泄殖腔膜彻底分为背、腹两部分，分别为什么结构？

2）膀胱形成：膀胱由尿生殖窦的上段发育形成。注意，此时输尿管与膀胱相连，中肾管则开口于尿生殖窦中段，后下移至尿道起始部。

3）尿生殖窦的中段和末段在男性和女性是如何演变的？

结合模型和图解，从发生的时间、顺序及原基部位说明生肾索和泄殖腔如何演变为泌尿系统的各个器官。

2. 常见畸形

（1）多囊肾：在肾的组织中有大小不等的囊泡。在发生过程中，肾单位和集合小管未接通或本应退化的初期肾单位的残留，形成孤立的盲管，分泌物不能排出，导致肾单位盲囊扩大形成囊肿。

（2）马蹄肾：左右两肾下端连在一起，呈"U"形。

（二）生殖腺及生殖管道的发生

1. 观察模型

（1）6周人胚胚体后半部：在中肾内侧可见一对梭形隆起，即生殖腺嵴（来源于哪个胚层？）。在中肾管外侧可见一对中肾旁管（Müller管）。原始生殖细胞起源于何处？怎样迁入生殖腺嵴？

（2）8周人胚胚体后半部：生殖腺嵴明显增大。注意观察中肾管和中肾旁管的起止、走行有何不同？睾丸、中肾管和男性生殖管道之间有什么关系？卵巢、中肾旁管和女性生殖管道有什么关系？阴道起源于何处？

2. 常见畸形

（1）隐睾：睾丸未下降至阴囊，留在腹腔或腹股沟管内。

（2）先天性腹股沟疝：鞘膜腔与腹腔之间的通道没有闭合或闭合不全。

（3）双子宫：左、右中肾旁管下段未合并所致。思考双子宫和双角子宫有什么不同。

（4）阴道闭锁：尿生殖窦的窦结节未发育成管道或者阴道口的处女膜未穿孔而致。

（三）外生殖器的发生

1. 观察模型

（1）未分化期（12周前）：了解男性和女性外生殖器发生的原基：生殖结节（1个），尿生殖褶（1对），阴唇阴囊隆起（1对）。

（2）男性外生殖器的分化。

（3）女性外生殖器的分化。

2. 常见畸形

尿道下裂：为男性外生殖器常见畸形，分析其成因。

（包图雅　吴　岩）

循环系统的发生

（一）心脏发生的外形演变

观察模型

（1）18天（或19天）人胚矢状面：在口咽膜头侧可见心脏原基：生心索及围心腔。围心腔在生心索背侧。心脏原基由哪个胚层发生？

（2）25天人胚：心脏转到咽的腹侧。生心索发生了什么变化？生心索和围心腔的相互位置有什么变化？

（3）3~5周人胚心脏：这套模型显示心脏发生的外形演变。区分心球、心室、心房和静脉窦各段，注意各段的相互位置变化。

（二）心脏内部分隔

1. 观察模型

（1）5周人胚心脏：先看外形，区分心球、心室、心房和静脉窦。

1）房室管分隔：可见房室管的腹侧壁和背侧壁正中线上各形成一个心内膜垫。

2）心球和动脉干的分隔：可见两个相互对应螺旋走行的心球嵴。

（2）7周人胚心脏

1）心房分隔：可见第一房间隔及第一房间孔和第二房间孔，第二房间隔和卵圆孔。

2）心室分隔：肌性室间隔已形成，膜性室间隔尚未形成。

（3）8周人胚心脏：可见二尖瓣、三尖瓣及完整的室间隔。膜性室间隔的三个起源是什么？

（4）从 5 周、7 周和 8 周人胚心脏，观察静脉窦的演变。为什么静脉窦的右角变大而左角萎缩退化？

（5）出生前的心脏：外形及内部结构与成体心脏大致相似，但可见未闭的卵圆孔。根据胎儿心脏及其他结构特点，分析胎儿血液循环的特点、径路。出生后为什么会发生变化？主要变化有哪些？

2. 常见畸形

（1）房间隔缺损：缺损程度不同，都使左右心房相通。

（2）室间隔缺损：常见为膜性室间隔缺损，多伴有心球嵴分隔异常。

（3）法洛四联症：表现为肺动脉狭窄、室间隔缺损、主动脉骑跨、右心室肥大。这种畸形的主要成因是什么？

（张庆梅　罗　彬）

郑重声明

高等教育出版社依法对本书享有专有出版权。任何未经许可的复制、销售行为均违反《中华人民共和国著作权法》，其行为人将承担相应的民事责任和行政责任；构成犯罪的，将被依法追究刑事责任。为了维护市场秩序，保护读者的合法权益，避免读者误用盗版书造成不良后果，我社将配合行政执法部门和司法机关对违法犯罪的单位和个人进行严厉打击。社会各界人士如发现上述侵权行为，希望及时举报，我社将奖励举报有功人员。

反盗版举报电话　　（010）58581999　58582371
反盗版举报邮箱　　dd@hep.com.cn
通信地址　北京市西城区德外大街4号　高等教育出版社法律事务部
邮政编码　100120

读者意见反馈

为收集对教材的意见建议，进一步完善教材编写并做好服务工作，读者可将对本教材的意见建议通过如下渠道反馈至我社。

咨询电话　400-810-0598
反馈邮箱　gjdzfwb@pub.hep.cn
通信地址　北京市朝阳区惠新东街4号富盛大厦1座　高等教育出版社总编辑办公室
邮政编码　100029

防伪查询说明

用户购书后刮开封底防伪涂层，使用手机微信等软件扫描二维码，会跳转至防伪查询网页，获得所购图书详细信息。

防伪客服电话　　（010）58582300